医師の経済的自由

豊かな人生と理想の医療を
両立できる第３のキャリアパス

著
自由気ままな整形外科医

中外医学社

はじめに

「医師って、こんなに割に合わない仕事だったんだ」

こんな思いに駆られている方は、多いのではないでしょうか。世間一般から見れば高給の部類に入るし、医師というネームバリューもまだまだ捨てたものではありません。しかし、実際に私たちの置かれている状況は、ハードのひと言です。卒後間もないころは、医師として成長している実感があり、激務であっても毎日が充実していることでしょう。

しかし卒後10年近く経って医師として脂が乗り始めるころには、何かが違うことに気付くようになります。医師としてやりがいのある仕事をこなしているものの、経済的には余裕のない自分がいるのです。世間で思われているほど裕福な暮らしをしているわけではないのに、なぜか給料日が待ち遠しい生活を送っている自分に気付いてしまう……。そんな経験のある方は、決して少なくないと思います。しかも、年齢を重ねるごとに状況は悪化していきます。子供の教育費が重くのしかかることで、経済的状況の悪化に気付く方が多いです。しかも状況の悪化に対応する手段は限られています。医師と言えども年を追うごとに人生の選択肢が狭まっていくからです。

このことに私が気付いたのは、卒後6年目のことです。私は、某公立医科大学を卒業後に整形外科医になりました。学生時代にテニス部だった私は、膝や腰を痛めて整形外科によくお世話になりました。最も身近な診療科であったこともあり、私は整形外科医を志すようになりました。両親は医師ではなかったので、自分の将来に対する具体的な展望を持つことはありませんでした。そして、大学卒業後に母校の整形外科医局に入局しました。当初の5年ほどはとてもハードでしたが、医師という仕事に対して何の疑問も持たず、とても充実した毎日を過ごしていました。同期の仲間たちも似たような感覚だったと思います。このため、医師になって本当によかった！ という気持ちは、医師全員に共通しているものだと信じて疑いませんでした。

しかし、上司の先生からは、私たち若手医師と少し異なる雰囲気を感じました。責任や仕事内容に比べて給与が少ないとぼやくのです。当初は、その先生だけの問題だと思っていました。ところが、異動で上司が変わるたびに、どの先生も同じような愚痴をこぼします。なぜ、医師は高給なのに、不満を口にするのだろう？ 当時、独身だった私には、結婚して家庭を持っている上司の苦悩を理解できませんでした。しかし、当時の上司の年齢に近付いてくると、思わず愚痴をこぼしたくなる気持ちを理解できるようになりました。何の対策も打たなければ年齢を重ねるごとに、ほぼ間違いなく経済的苦境に陥ってしまいます。このことは、若い時には実感を持って感じることはできません。それだけに、このことは恐ろしい事実なのです。

卒後7年目の私は、このまま勤務医を続けるのか、それとも思い切って開業するのかを決断するべき時期に差し掛かっていました。経済的には、明らかに開業する方が有利です。開業すれば、上司の先生方が陥っている経済的苦境とは無縁の生活が送れそうな気がしました。しかし、開業すると苦労して習得した専門的な医療技術を生かすことが難しくなります。親がクリニックや病院を経営している方以外は、どちらを選択するのかを誰もが悩むのではないでしょうか。例に漏れず私もかなり悩みました。その時に、両者のメリットを得ることができれば、問題が解決するのではないかと考えるようになりました。

勤務医を続けることで、医師としての能力を最大限発揮できる環境に身を置きます。その上で、経済的には開業医並みの収入を得る仕組みを構築するのです（これが「第3のキャリアパス」です。詳しくは42頁参照）。当時の私は世間知らずでした。このため、既存の考え方に縛られることなく自由な発想をすることができたのです。今にして思えば、荒唐無稽なアイデアです。しかし、私は卒後8年目に、勤務医・開業医・大学教員・研究者といった、普通の医師が考えるキャリアパスから逸脱する決意を固めました。そして、試行錯誤を重ねながらも、その後の10年間で経済的自由を獲得することに成功しました。生活するために医師を続ける必要がなくなったのは、卒後18年目のことです。無知だったからこそ、最初の一歩を踏み出すことができました。幸いにも、そこには経済的自由に至る道が存在したのです。

「経済的に自由な状況」に到達するまでには、数多くの試練や貴重な出会いがありました。それらの試練や出会いは、すべて自分を成長させる糧となっています。一人前の医師になる過程では、論理的思考能力や発想力を習得する必要があります。そして、これらの能力は、実社会を生きていく上でも大きな武器となることに気付きました。医師は世間知らずだと言われることが多いです。実際に、私自身も一般常識が不足気味なことを自覚しています。しかし、このことは必ずしも恥ずべきことではありません。人間の能力には限りがあります。すべての分野で傑出した存在になるという考え方自体が間違っていると思います。多くの医師は、論理的に考える能力に長けています。論理的思考能力は、臨床や研究で培われたものです。そして、この能力こそが、実社会で経済的に成功するためには、必要不可欠な能力なのです。

巷にはたくさんの資産形成指南本があふれています。しかし、残念ながら医師の目線で実体験に基づいて論じている書籍は皆無です。本書は、一風変わったキャリアパスを選択した臨床医が執筆しています。いかにして経済的に自由な状況に到達して、自分の理想とするスタンスで医師を続けているのか？　その珍しい一例として、少しでも若い医師の参考になればと思って上梓しました。

一般的にはアカデミアを追求するのであれば大学教員を、臨床で腕をふるうには勤務医を、経済的な成功を志すのであれば開業医を選択する方が多いです。しかし、開業することだけが経済的成功の手段ではありません。大学教員や勤務医を続けながらも、経済的に自由な状況に到達することは十分に可能です。このことを知っていただくだけでも、本書の価値があります。ひとりでも多くの医師が、経済的自由を実現できれば理想的です。そして、経済的自由を実現した結果として、豊かな人生と理想とする医療を実践していただければ、これに勝る幸いはありません。

それでは、あなたの医師人生に経済的自由が訪れるためのお話を始めましょう。

医師の経済的自由
目次

プロローグ　私が「経済的に自由な医師」になると決意したわけ

卒後6年目の時に、私は大学医局からの派遣で3次救急指定病院に勤務していました。当時は整形外科医としてある程度の経験を積んだ時期で、ほとんどの四肢・脊椎外傷に対して何とか自分ひとりで1次対応できるようになっていました。もう、一人前の医師の仲間入りだ！　そんな自信過剰気味な私の考えを打ち砕くような出来事が、新年早々の1月2日に起こりました。

その日の外科系当直は私でした。以前から厳しいと聞かされていた正月三が日の当直なのですが、そこはまさに野戦病院という名がふさわしい医療現場でした。押し寄せる救急患者さんに対応するため、午前9時から救命救急室に張り付いていました。24時間で診察した患者の数は100名を超えました。そして、ひっきりなしに搬送されてくる重症患者にも対応しました。その日は、正午ごろに第5頚椎脱臼骨折の完全型脊髄損傷患者が搬送されました。この病院は高速道路のインターチェンジ近くの立地なので、高エネルギーの交通外傷患者の搬送が多かったのです。ハローベストという頭蓋ピンを介して頭蓋と体幹を固定する装具を、救命救急室で装着して、集中治療室に入室させました。その後、骨盤骨折や大腿骨開放骨折のためにショックバイタルをきたした重症患者が次々と搬送されてきました。気が付くと日付が変わって1月3日になっていました。午前3時ごろになってようやく一休みしようと思った矢先に、前日の午前中に集中治療室に入室した脊髄損傷の患者が、体位変換した際に心停止したとの連絡が入りました。完全型脊髄損傷の急性期には、交感神経障害から重篤な循環障害を併発することが多いのです。それから約半年間、体位変換するたびに循環動態が不安定になるため、ずっと病院に詰めざるを得ない生活が続きました。外食中に呼び出されてしまい、料理を食べずにお金だけ支払って病院に直行することもありました。

体力と根性だけでは、このような生活は続けられないかもしれない……。当時は若くて体力もあったのですが、私生活のすべてを投げ打って医療に専念することに対して疑問を感じ始めるようになりました。そして改めて周りを見渡すと、3次救急指定病院に勤務する若手医師仲間の多くは過酷な生活を送っていることに気付きました。特に脳神経外科医は、30分以内に病院へ駆けつけることができる場所しか行ってはいけないという厳しい責務を課されていました。このような状況を見ていると、自分を犠牲にした生活を一生続けることは難しいと感じるようになったのです。上司の先生方の状況は私たちほど過酷ではないものの、医師として365日近く拘束されている状況に変わりはありませんでした。

今にして思えば、3次救急指定病院での生活は特殊だったことが分かります。当時の医療界に、ワーク・ライフ・バランスという言葉はありませんでした。さすがに、今では医師の労働環境も少し改善されている印象です。しかし、勤務医であるかぎりは、今でも少なからず似たような状況が続いています。もちろん、医師になったからには困っている患者さんのためにベストを尽くすことに異論はありません。しかし、自分の生活を犠牲にして業務を続けることを半ば強制されることに関しては、議論の余地があると思います。このような状況が日本中でまかり通っている原因のひとつは、日本の医療体制が主治医制であることだと思います。しかし、主治医制がチーム制に置き換わったとしても、医師のマンパワーの欠如に変化はありません。そして、そのような環境で働き続けることは、年齢を重ねるごとに厳しくなっていく現実があります。ある時、40歳台の先輩医師が「この歳になると当直業務が身にこたえる。でも、仕事を辞めるわけにはいかないからな…」とつぶやくのを聞いてハッとしました。自分の身をすり減らしてまで働くのは、患者さんのためだけではなく、自分と家族の生活のためでもあることに気付いたのです。先輩医師のつぶやきの中に、表立って話題になることが少ない医師の経済的事情を垣間見ました。

それ以来、自分の健康を害してまで働かなければならないのは嫌だなという気持ちが少しずつ大きくなってきました。そのような目で周囲を観察すると、勤務先の病院が忙しいにも関わらず、アルバイトを続けざるを得ない医師が多いことに気付きました。勤務先の病院の給与だけでは、生活費のすべてを賄うことができないようです。どうしたら、この状況を変えることができるのだろう？　問題点を突き詰めて考えていくと、そこには経済的な事情が大きいように思えました。経済的に不安定だから、無理をしてでも働かざるを得ない。先輩医師の姿は、私の目にはそのように映ったのです。そして、先輩医師の姿は将来の自分の姿であることに気付きました。先輩医師の轍を踏まないためにはどうすればいいのだろう？　それには、経済的な問題を解決するしかないな……。こうして、私は「経済的に自由な医師」になりたいと強く思うようになったのです。

第1章

「経済的に自由な医師」になろう！

I 「経済的に自由な医師」しか生き残れない5つの理由

理由① 世界的な変化の波

1989年にベルリンの壁が崩れました。そして、旧ソビエト連邦をはじめとする共産主義国家群が崩壊して、米国が世界随一の大国として君臨しました。いわゆるパクス・アメリカーナです[1]。パクス・アメリカーナによるグローバル化の進展で、アジアの経済発展が加速します。そして、2014年に象徴的な瞬間が訪れました。国際通貨基金（IMF）が、購買力で測った場合、中国が世界最大の経済国になったと発表したのです。1870年代初頭から米国が世界最大の経済大国でしたが、ついに中国がナンバーワンになったのです。しかし、中国の台頭は、より大きな変化の一端に過ぎません。過去数世紀にわたり、西洋と東洋の間の富と技術の格差があまりに大きかったため、西洋が世界を支配してきました。その間、人口の差は全く問題になりませんでした。しかし、アジアの急激な経済発展は、西洋と東洋の間にあった富と技術の格差を大幅に縮小させました。そして、アジアの人口の多さは、世界のパワーバランスを傾け始めています。2012年に米国の国家情報会議（NIC）は、国内総生産（GDP）、人口の規模、軍事費、技術投資に基づくグローバルパワーという観点で、2030年にはアジアが北米と欧州の合計を上回ると予想しました。パクス・アメリカーナは、急速に終焉に向かいつつあるのです。この影響は計り知れないほど大きなものです。西洋が支配した既存の枠組みが、根底から覆される可能性があります。インターネットの発達も相まって、今後ますます世界が流動的になることはほぼ確実です。距離や時間の制約が低下したため、比較的フラットな状況下での大競争時代が幕を開けたのです。

ものづくりが得意な日本は、第二次産業の時代には他を圧倒する存在感を示しました。しかし、アジアの新興国の追い上げにあって、1990年代以降は苦しい状況が続いています。他の先進国が第三次産業へと経済構造を変化させる中で、ものづくりを国家戦略に据える日本は、勃興する新興国との激烈な競争を余儀なくされています。日本社会の閉塞感は、新興国から猛烈に追い上げられる状況に対して、有効な手を打てないもどかしさが根底にあると思います。

一方、私たち医師は、国民皆保険制度と国家による医師数コントロールのおかげで、世界や日本国

（1）「アメリカの平和」という意味であり、超大国アメリカ合衆国の覇権が形成する「平和」である。ローマ帝国の全盛期を指すパクス・ロマーナ（ローマの平和）に由来する。

内の他業種との激しい競争から隔離されている状況が続いています。このため、他の多くの業界が経験している経済的苦境からはほぼ無縁です。全体的に地盤沈下が続く日本社会の中で、医療業界をはじめとするごく一部の業界のみが現状を維持しています。このため、その有利さに気付いた人々が、さまざまな形で医療業界に参入しようとしています。高校生であれば、学業成績の最上位層がこぞって医学部を目指しています。他業界からは、介護や再生医療分野への参入が後を絶ちません。

前述したように、医療業界の中核に位置する私たち医師の世界には、まだ世界的な変化の波は押し寄せていません。しかし、現状がそうだからと言って、未来永劫にわたって私たち医師を取り巻く環境が変化しないということはあり得ません。そして、変化の波は既得権者に対して不利に働くことが多いです。私たちは、自らを既得権者と見なすことはないと思います。しかし、客観的にみると国民皆保険制度と国家による医師数コントロールという2つの大きな既得権を持っています。つまり、私たちは公務員と並ぶ日本を代表する既得権者なのです。

フラットな状況下での国際的な競争にさらされて、日本という国自体が大変な状況になっています。一方、医療業界は日本のために外貨を稼ぐ業界ではなく、むしろ日本の国富を消費する業界です。つまり、自動車業界等の外貨を稼いでくれる業界のおかげで、医療業界は存在することが許されているのです。このため、日本の産業の弱体化は、医療業界に大きなマイナスの影響を及ぼします。医療業界は、日本の中では最後の「聖域」のひとつでしたが、世界的な変化の影響のため聖域であり続けることが難しくなっています。医師は医療のことだけを考えていればよい。そんな佳き時代は過ぎ去ろうとしているのです。

POINT

▼医師の経済的立場も、移りゆく世界情勢の中にあっては決して安泰ではない

理由② 少子高齢化と財政赤字

私が子供のころは各戸の庭先に大きな鯉のぼりが舞っていました。しかし、最近は同じ地区でも、鯉のぼりをあまり見かけなくなりました。小さな鯉のぼりが、窓から申し訳程度に飾られているぐらいです。理由のひとつは、単純に子供の数が少なくなってきていることです。出生率の低下が問題視されて久しく、さまざまな原因が挙げられています。当事者である子育て世代のひとりとして、子供を産み育てることは非常にハードルが高いと感じます。保育園問題や女性のキャリア問題等を見れば分かるように、社会が子育てに寛容ではありません。また、高等教育を受けるためには膨大な教育費が必要です。このように、子育てをする上での弊害を挙げるとキリがありません。時間的・経済的な負担が大きな割には、子育てによる表面的な見返りは小さいです。自分のことだけを考えると、結婚せずに生涯独身を貫くことが最も楽でリターンの高い選択肢かもしれません。しかし、日本という国家レベルでは少子高齢化は非常に大きな問題です。日本は、衰退期に突入した可能性が高いです。最大の原因は、少子高齢化といびつな人口構成です。人口構成は、中長期の未来を考える際に最も予測が立てやすくて、予測幅の小さい事象のひとつです。このため、戦争や大規模な天変地異が発生しないかぎり、人口構成は数十年単位で確実に予測できる未来です。数十年単位での長期の課題は、人口構成と人口動態で読み解くことができるのです。

日本は、１９９０年代から従属人口指数が上昇する人口オーナス期[2]に突入しました。従属人口指数とは、年少人口と老年人口が生産年齢人口に対して占める比率のことです。端的には、働き手である生産年齢人口１００人が、年少者と高齢者を何人支えているかを示しています。シルバーデモクラシーが蔓延する政治のため、年金制度と同様に人口構成に対する抜本的な対策がほぼ何も打たれていません。現在もその傷口は広がり続けています。日本は、老年人口が大きくて年少人口が小さないびつな人口構成です。このため、移民の受け入れを決断しないかぎり、日本の衰退は決定的と言われています。そして、日本の社会保障制度の破綻は、人口動態から考えると30年前から予測可能だったそうです。将来予測のほとんどはあてになりませんが、戦争や移民受け入れ等の社会の激変がないかぎり、人口動態予測はほぼ実現すると考えるべきでした。しかし、当時の為政者や官僚は、国家の未来に関する大問題に正面から取り組みませんでした。当時であれば、社会保障制度の大幅な延命も可能であったはずです。

このように20～30年後の遠い将来への対策は、国家レベルであっても重視されない傾向にあります。まして個人レベルでは、将来予測に基づいた行動をしている人は、ごく少数ではないでしょうか。しかし、将来予測の対象は、紛れもなく私たち自身です。バラ色の将来が予測できるのであれば、深く

（2）人口構成の変化が経済にとってマイナスに作用する状態。

考える必要はないのかもしれません。逆に、厳しい状況が予測される場合には、自分たちの将来について真剣に考えるべきだと思います。

少子高齢化とリンクして、日本社会は大きな問題を抱えています。それは巨額の財政赤字です。医療費は、社会保障給付費から拠出されます。そして、国家財政のひっ迫のため、社会保障給付費には常に抑制圧力がかかっています。膨大な国の借金は、危機的水準に達しています。社会保障給付費の抑制だけならまだましです。実際にはそれに加えて、制御できないインフレや通貨価値下落が発生する危険性が高まっています。国家財政が破綻するには至らなくても、5%を超えるようなインフレが発生するだけで医療業界は苦境に立たされます。その理由は、国家財政のひっ迫のために社会保障給付費は抑えられる一方、経費は毎年5%ずつ上昇するからです。TKC医業経営指標によると、2000年以降で開業医の医業収益高経常利益率は、25%前後で推移しています。経常利益率25%は立派な数字です。しかし、5%を超えるインフレが数年続くだけで、多くの開業医の収支は損益分岐点を下回ってしまう可能性があります。医業収入が国家財政の悪化で押さえつけられているにも関わらず、インフレのために経費だけがどんどん増加していくのですから、あっという間に開業医の収支は火の車になってしまいます。もちろん、勤務医の給与にも強烈な引き下げ圧力が掛かることは言うまでもありません。

財政赤字を解決する手段は、経済成長による財政赤字の削減か、インフレによる通貨価値の毀損しか存在しません。緊縮財政によって長い年月をかけて財政赤字を削減する方法もありますが、民主主義国家において長期にわたる緊縮財政を継続することは政治的に極めて困難です。一方、経済成長と格差拡大は、コインの裏表の関係です。格差が拡大しない経済成長の実現は、現実的にとても難しいです。日本には経済成長が必要です。そして、経済成長と格差拡大はコインの裏表の関係なので、格差拡大は既定路線です。しかし、格差拡大を容認して経済成長を志すことは、政治的にはリスクがあります。したがって、巨額の財政赤字を解決する手段は、インフレによる通貨価値の毀損だと考えられています。

近年、既得権を有する高齢者によるシルバーデモクラシーが力を増しています。この結果、能動的に巨額の財政赤字を解決できる確率は、ますます低くなりつつあります。そして、インフレによる通貨価値の毀損は、多くの日本人を貧困化します。特にその影響が大きいのは、公務員や年金生活者だと言われています。勤務医・開業医を問わず、医師は医療財政に養われている「準公務員」であるため、貧困化の例外ではありません。座していれば死を待つばかりです。何もしないことが正解の時代は終わりました。リスクを取らないことがリスクとなる大変な時代がやって来たのです。

POINT

- **医師は医療財政に養われている「準公務員」**
- **少子高齢化は、決して医師に有利に働かない**

JCOPY 498-04842

理由③ 医師数増加

ここに2つのグラフがあります。1つめのグラフは社会保障給付費の推移です。全体的には右肩上りです。主な要因は年金の激増であり、医療費は漸増もしくは横這いと考えるべきです。

次に、人口10万人あたりの医師数の推移の予想です。こちらは、医学部の入学定員と日本の人口動態推計から算出されています。このため、かなり正確な予測と言えます。

このグラフからは、現状維持のパターンでも2025年には2015年と比較して10万人あたりの医師数は17％増、2035年には同35％増となります。医学部新設がなくてもこの状態です。医学部新設がなされたため、状況は更に悪化する可能性が高いです。この2つのグラフから言えることは、単純に考えて医師ひとりあたりの収入が減少することです。このことは、確実にやってくる将来と考えるべきです。医師が他の職種に比べて高給を得ているのは、医学部の難易度が高いためではありません。そして、医療技術が高度であるためでも、社会的な役割が重要であるためでもありません。その理由は、単純に医師の供給数が少ないからです。このことは、歯科医師や新司法試験制度の影響で数が増えた弁護士の状況を見れば明らかです。

残念ながら、この医師に有利な供給不足が、先のグラフからも分かるように急激に解消されつつあ

■ 社会保障給付費の推移（国立社会保障・人口問題研究所「社会保障費用統計」より作図）

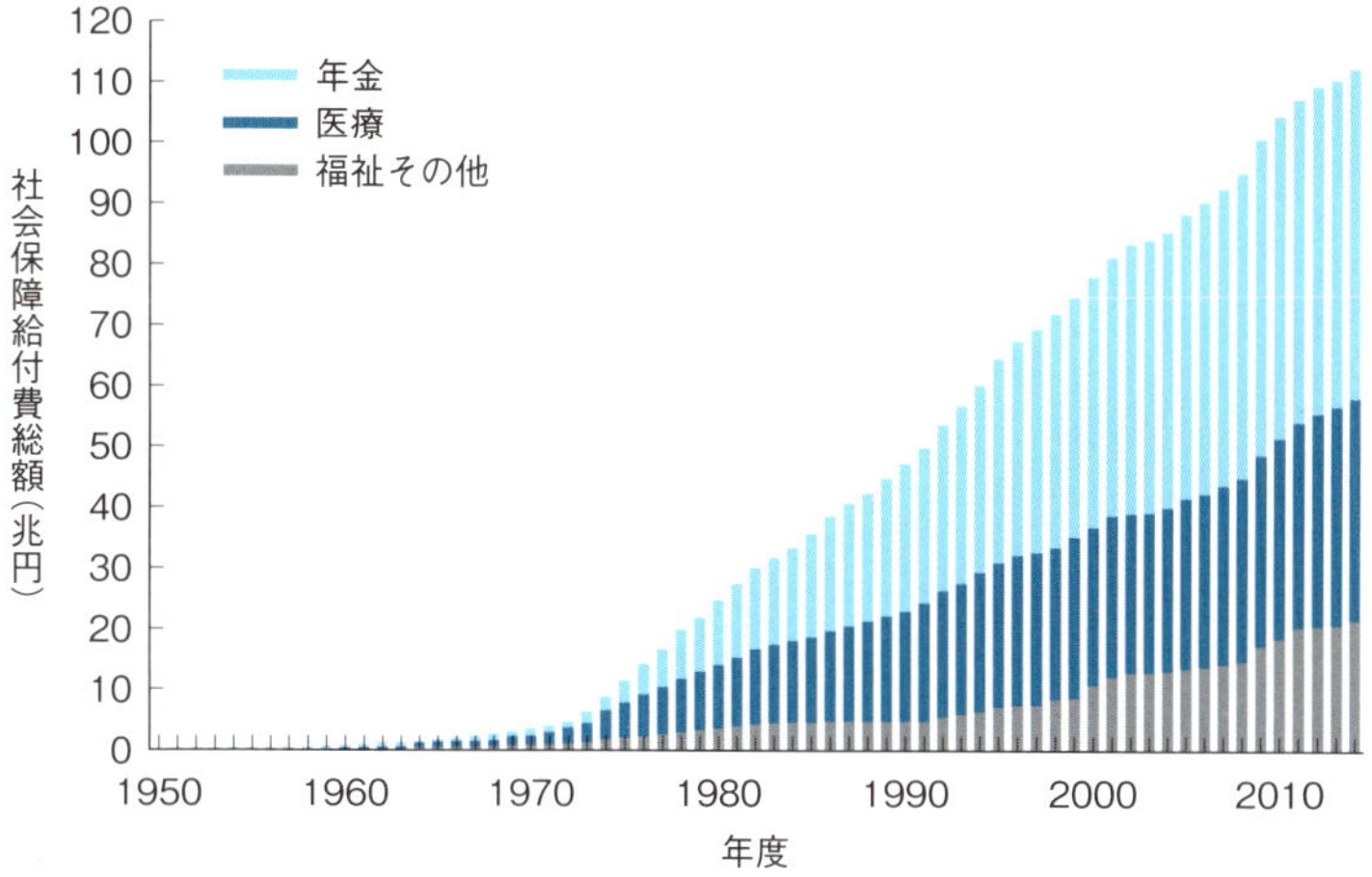

■ 医師数の推移の予想（人口 10 万人あたり）

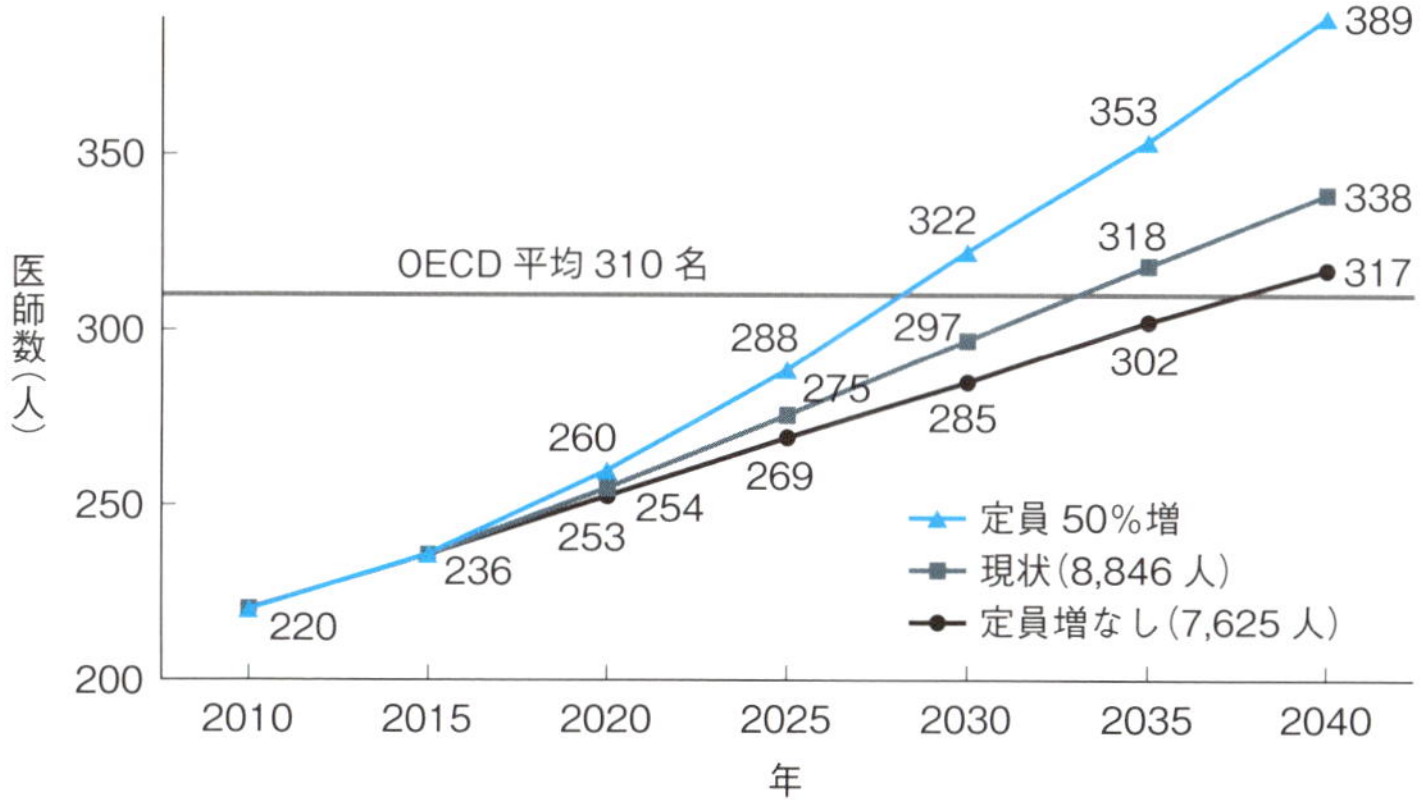

ります。高齢化のため需要が増えるという楽観的な意見もあります。しかし、国の財政危機と少子高齢化のために、社会保障給付費の大幅な増加は見込めません。このため、２０３５年時点でも現役で働いている現在の若手医師は、厳しい状況に追い込まれる可能性が高いのです。少なくとも、「この世の春」を謳歌する現在の医療業界を見て、この状況が未来永劫にわたって続くと思い込むことはとても危険です。将来予測は、人口構成と人口動態からかなり正確に導き出されます。そして、自分たちの置かれている状況を、客観的に把握することが重要だと思います。

POINT

▼医師数増加で医師にも冬の時代がやってくる

理由④ 新たな競争者

前述したように、私たち医師は国民皆保険制度と国家による医師数コントロールのおかげで、世界や日本国内の他業種との激しい競争から隔離されている状況が続いています。しかし、一見安定しているように見える私たちにも、人工知能（ＡＩ）などの新たな競争者が登場しつつあります。私たちにも、ついに変化の波が押し寄せてきたのです。現時点で20～30歳台の医師は、職業人生をまっとうするまでに数十年の期間があります。その間には、相当大きな変化が起きることでしょう。もうしばらくの間は、過去数十年間続いてきたぬるま湯の状況が維持されるかもしれません。しかし、世界各地で同時進行的に発生している激烈な変化の波は、必ず日本の医療業界にも到達します。実際に変化が起こってから対策を立てるのでは遅過ぎます。

２０１５年10月に、グーグルが開発した人工知能が囲碁のプロ棋士に初勝利しました。この快挙は、２０１６年１月27日に英科学誌ネイチャーに論文が掲載されています。既にチェスや将棋では人工知能が人間のチャンピオンに勝っていますが、囲碁は盤面が広いため、人工知能が人間のチャンピオンに勝つのは最も難しいとされてきました。ところが、人工知能は囲碁まで人間に勝利してしまいました。今回の出来事が衝撃的であるのは、今回のシステムが人間によってプログラミングされたのではないという点です。人間がプログラミングを作成する代わりに、人工知能自身がディープラーニング（深層学習）することで、どうやって囲碁の試合に勝つかを自ら学んだことが大きな驚きなのです。今回の結果から、人工知能は戦略が重要な分野であれば、何にでも適用可能なことが証明されました。そして、これには戦争やビジネスはもちろんのこと、医療も含まれます。これまで、医師のような知識集約型の仕事は、機械によって置き換わることは難しいと思われてきました。すなわち、医療関係の仕事は機械に対する「聖域」と見なされてきたのです。しかし、グーグルが開発した人工知能によって、この考えは過ちである可能性が高まりました。実は人件費の高い医師のような知識集約型の職業こそ、最初のスケープゴートかもしれません。特に、画像診断などの放射線科領域は、他の領域と比べて人工知能によって置き換わってしまう可能性が高そうです。人工知能が膨大な画像データをディープラーニングすることは容易に実行できるからです。10年ぐらいすると私たち医師を取り巻く環境は激変しているかもしれません。一寸先は闇ではないですが、人工知能の発達によって医師も安穏としていられなくなる可能性が高まってきました。

一方、国内でも自治医科大学がホワイト・ジャックという人工知能型総合診療支援システムを開発しています。２０１６年時点で８０００万件のカルテ情報を統計的に処理して得られた因果関係を当てはめる作業を繰り返し行い、当てはまった度合いが大きい病名を表示する処理を情報システムが実行しています。実は、統計処理を行って因果関係を見いだすことは、既存技術で問題なく可能です。

つまり、ホワイト・ジャックは、教師なしで自ら学習を行うディープラーニングを行っていないので、正確には自分で学習していく人工知能ではないのです。ただ、ホワイト・ジャックが自己学習可能な人工知能ではないからと言って何の不安解消にもなりません。世界中で人工知能の研究開発がすごい勢いで進んでいるからです。もちろん、医師のすべての業務が人工知能に置き換わることは考えにくいです。ただ、放射線科や皮膚科の診断領域、および生活習慣病を扱う一般内科は確実に置き換わっていくでしょう。では、手技的な治療が主体の外科系の科は、人工知能の影響から無縁で過ごせるのでしょうか？ 残念ながら、私は「否」だと思います。人工知能に置き換わってしまった領域で生計を立てていた医師が、人工知能の脅威にさらされていない領域に大量に流れ込んでくることが予想されるからです。医師の高給は需給関係で維持されているに過ぎないので、避難先の専門性の高い領域は供給過剰状態に陥ります。こうなると需給関係から医師の所得は下がるでしょう。このように資格系職種で最後の聖域と言われる医師であっても、10年スパンでは安穏とできない状況になりつつあります。

私たちが属している医療業界にも、変化の波が押し寄せてきます。従来の医療業界の枠に囚われない新しい生き方や、日本の社会に貢献できるような新規性のある仕事を行うことも、選択肢として考えるべきでしょう。そのためには、医師個人の経済的な安定が必須です。経済的な安定なくして、リスクを取った仕事を継続して行うことは難しいからです。

POINT

▼人件費の高い医師のような知識集約型の職業こそ、人工知能（ＡＩ）の最初のスケープゴートかもしれない

理由⑤ イノベーションの脅威

私たちは、イノベーションという言葉に対してよい印象を抱いています。イノベーションのおかげで社会は発展してきました。しかし、イノベーションが素晴らしいのはあくまで消費者サイドの話であって、供給サイドにとっては悲惨な結果をもたらすことが多いです。新しいビジネスモデルや商品のイノベーションが起きても、当初は既存の企業や商品と共存しています。しかし、次第に既存の企業や商品の脅威に変わっていき、最終的にはイノベーションがこれまでの企業や商品を完全に淘汰してしまいます。イノベーションは、その影響力が大きければ大きいほど既存の企業や商品を潰してしまうのです。

例えば、スマートフォンが世界に普及することで、スマートフォンの購入者はそれ以前にはなかったユーザー体験を楽しめるようになりました。このことはイノベーションのメリットであり、ほとんどの人はイノベーションとは素晴らしいものだと感じています。一方、日本の携帯電話メーカーのようにスマートフォンというイノベーションと競合する立場では、従来の自社製品が淘汰されてしまい人員削減や事業撤退に追い込まれてしまいました。これがイノベーションの実態なのです。イノベーションとは、万人にとって素晴らしいものではありません。一般消費者のように大きな恩恵を得ることができる人がいる一方、供給サイドにとっては競争に敗れて経済的な苦境に追い込まれてしまいます。自分の属する業界で、大きなイノベーションが発生するということは、既存の成功者がその地位を追われる可能性を高めることを意味します。イノベーションにより、既存の成功者は未来の利益を失うだけでなく、過去に積み上げてきた資産まで毀損することもあります。このようにイノベーションは、既存の成功者にとっては大きな脅威となる可能性があるのです。

イノベーションの特性が理解できれば、なぜ医師にとってもイノベーションが脅威となりうるのかが分かります。イノベーションは人工知能だけではありません。例えば、2015年8月に規制緩和された遠隔診療なども、将来的には既存の医療の枠組みを大きく変えるきっかけになるかもしれません。私たちは、医療業界という規制に守られた安定した業界の中で暮らしています。現在の医療業界は安定しているので、あえて外の世界に出ていかなければいけない理由はなさそうです。たしかに、既存のルールが維持されてイノベーションが発生しないという前提であれば、この考え方も間違いではありません。しかし、既存の医療業界のルールを無力化させるイノベーションを開発することにあらゆる資源を投入している企業が世界に1社でも存在すれば、あえて外の世界に出て行かなくてもよいという前提は根底から覆される可能性があります。つまり、イノベーションに注力する存在が1つでもあれば、私たちはいつか敗者になる可能性があるのです。そして、このような意識は私たち医師には希薄です。イノベーションによって、既存のシステムがそのまま維持されながら、新しい市場が積み上がるわけではありません。そうではなく、イノベーションが既存のシステムを破壊することで、新しい市場が創り上げられていくのです。現在はあらゆる分野において、世界中で激烈な競争が繰り広げられています。今後数十年に渡って、医療業界で革新的なイノベーションは起こらないと考えることは、極めて不自然な考え方ではないでしょうか。

POINT

▼イノベーションとは万人にとって素晴らしいものではなく、既存の成功者がその地位を追われる可能性を高める

JCOPY 498-04842

2 医師の経済的自由とは？

経済的に自由な状況とは

労働所得は不安定

本書で提唱する医師の経済的自由とは、どのような状況なのかを説明しましょう。本業以外の新しいことに挑戦したり、家族と過ごす時間を大切にする。このようなことは、世間一般ではごく普通に受け入れられているライフスタイルです。しかし、医師の世界では、これらのライフスタイルを実行することは難しいです。ところが、私は病院に勤務する医師にも関わらず、医師としては異例のライフスタイルを送っています。その理由のひとつは、経済的に自由な状況に到達しているからです。経済的自由は、文字通り人生に「自由」をもたらしてくれます。私は、経済的に自由な状況を次のように定義しています。

●医師の労働所得がなくても、生活していける複数の収入源を確保している
●その収入源は一過性のものではなく、長期的に安定している
●自分の時間を投入しなくても収入を確保できる

医師であるからには、参入障壁の高い医業から収入を得ることが最も効率のよい稼ぎ方です。しかし、医業からの収入はとても安定しているように見えますが、実は大きな落とし穴があります。それは、医師としての労働所得は、自分の時間と引き換えにして得る収入であることです。自分の時間と引き換えに収入を得ることの問題点は、主に2つあります。1つめは、1日は24時間しかないため、それ以上の時間を仕事のために捻出できないことです。つまり、自分の時間と引き換えに収入を得ているため、自分が働ける時間という収入の上限が存在しているのです。2つめは、1つめよりも深刻な問題です。それは、医師として働けなくなると、収入がなくなってしまうことです。若いころは、自分が働けなくなる状況を具体的に想像することができません。しかし、健康を害することは、意外なほど身近に起こってしまうものです。特に40歳以上になると、このことを強く実感します。医師として問題なく働くことができる期間は、せいぜい30～40年しかありません。この短い期間の間に、子供の教育費から自分たちの老後の蓄えまでをすべて稼ぎ出さなければならないのです。

経済的に自由な状況に到達するための収入源

一方、医師としての労働所得以外の収入がある場合には状況が大きく変わります。特に長期的に安定していて、自分の時間を投入しなくてもよい収入源を複数確保していると、医師としての労働所得しかない状態と比べて経済的にかなり安定します。では、長期的に安定していて自分の時間をさほど投入する必要のない収入源には、いったいどのようなものがあるのでしょうか? 代表的な収入源は次のようなものです。

- 賃料収入を得ることのできる不動産
- 配当や分配金などのインカムゲインを得ることのできる金融資産
- 各種スモールビジネス
- ライセンス料を得ることのできる知的財産権

いずれも、短時間のうちに簡単に獲得できるものではありません。しかし、ある程度の年月をかけて努力することで、これらの収入源を獲得できる可能性は高まります。ただし、親から引き継ぐ場合を除いて、これらの複数の収入源を獲得する強い意志がなければ、絶対に実現することはないでしょう。医師と言えども漫然と生活しているだけでは、経済的に自由な状況に到達することは不可能なのです。

経済的自由という言葉を聞くと、アーリーリタイアを連想する人がいます。しかし、私はアーリーリタイアしてだらだらした人生を過ごそうと言っているわけではありません。むしろ、私が意図することは、リタイアしてのんびり過ごすこととは真逆のことです。自分のやりたいことを後顧の憂いなく取り組むことができる。そういった環境を手に入れることが、私が提唱する経済的に自由な状況です。70歳まで働かなければ完済できない住宅ローンを抱えている。高騰する子供の教育費に悩まされながら、悶々とした日々を過ごしている。そんな自分とは決別してほしいと願っています。単に心の中で願っているだけでは、現状を変えることはできません。実際に行動に移すことでしか、状況を変えることはできないのです。

経済的に自由な状況に到達するためには、子供の教育費の扱いがネックとなります。教育費は大きな金額になりがちです。このため、教育費の支払いに耐えうる収入源を確保することが目的となります。経済的に自由な状況に到達するには、過分なライフスタイルをダウンサイジングすることも必要です。多くの医師は知らず知らずのうちに、収入に見合わないライフスタイルを送っているからです。しかし、子供の教育費を極端に削り過ぎることは考えものです。やはり、子供の未来のためにも十分な教育費を確保することが親の責務だと考えます。このためにも、自分が働かなくても安定的なキャッシュフローを確保できる仕組みを構築することが必要です。このような厳しい条件をクリアするためには、1つの収入源だけに頼っていてはいけません。

POINT

▼経済的に自由な状況は、

・医師の労働所得がなくても、生活していける複数の収入源を確保している

・その収入源は一過性のものではなく、長期的に安定している

・自分の時間を投入しなくても収入を確保できる

という3つの条件を満たすことではじめて達成できる

経済的に自由な状況の一例 ～ 私の場合

やりたいことはすべてやってみる

私自身の状況ですが、2016年現在で現役の整形外科医師です。市中病院の人工関節センターに勤務しており、毎日充実した医師ライフを楽しんでいます。始業は9時で、終業は17時ごろであることが多いです。終業後はすぐに帰宅します。しかし、だらだらと余暇を過ごすわけではありません。この数年は、新しいことに挑戦することが多いです。このため、さまざまなことに取り組んでいます。

例えば、不動産ファイナンスの研究をしたり、旅館業のオペレーションを構築していたこともありました。医療用装具の知的財産権取得に注力していた時期もあれば、インターネット関連事業の立ち上げに邁進していた時期もあります。2000年以降は毎日欠かさず、金融市場および世界経済の動向に目を配っています。私が興味のある分野は、医療関係に限らず多岐にわたります。傍から見ていると、余暇がなくて大変そうです。しかし、当の本人は、毎日が楽しくてとても充実しています。何と言っても、自分が好きでやっていることです。それだからこそ、楽しくて仕方ないのです。一度きりの人生ですから、やりたいことはできるだけトライしてみる。これが私の主義です。

私は、できるだけ家族と一緒に過ごしたいと考えています。そして、その貴重な時間を確保することを何よりも優先しています。このため、職場から帰宅して子供と遊ぶことも多いです。できるだけ定時に医師の業務を終了するのは、家族との大切な時間を確保することが目的と言っても過言ではありません。また、年に一度は長期休暇を取るようにしています。長期休暇では海外に行くことが多いです。普段と異なる環境で家族と一緒に過ごす時間はとても貴重です。また、子供には、できるだけ多く異文化を経験させてあげたいとも考えています。

経済的に自由な状況を支えてくれる複数の収入源

経済的に自由な状況に到達することで、医師としての人生を楽しみながらも、比較的自由な立ち位置を取ることが可能です。そして、経済的に自由な状況に到達するために、私は次のような複数の収入源を獲得しました。

- 不動産賃貸業
- 旅館業
- 各種スモールビジネス
- インカムゲイン目的の金融資産（J-REITなど）
- 産業用太陽光発電施設

大別すると収入源は5つあります。いずれも、自分の時間をそれほど投入する必要がなく、長期的に安定している収入源です。これらの収入源は、複数あることが重要です。1〜2つだけでは、社会情勢の変化で収入が途絶える危険性があるからです。収入源が増えれば増えるほど、経済的な安定性は強化されます。ちなみに、不動産賃貸業と言っても、その中には10か所の物件が含まれています。物件の種類もさまざまです。収益1棟マンションや収益1棟ビルから、戸建やコインパーキングまで、いろいろなジャンルの物件を所有・運営しています。このため、1つの物件の状況が芳しくなくなっても、すぐにすべての不動産収入が途絶えるわけではありません。

スモールビジネスの中には、ある程度自分の時間を投入する必要があるものも含まれます。しかし、いずれも数万〜300万円程度の小資本で開始しています。このため、仮にビジネスが立ち行かなくなっても、致命的な損失を被ることはありません。

POINT

▼経済的に自由な医師は、充実した医師ライフを楽しむことができる

JCOPY 498-04842

経済的に自由な状況はこんなに素晴らしい

卒後数年の若手医師にとっては、経済的に自由な状況に到達するメリットを聞かされてもピンとこないかもしれません。経済的に苦しくなる状況は、若手医師にはほぼ無縁だからです。しかし、結婚して子供が大きくなるころから、比較的高収入な医師と言えども、経済的な余裕のなさが切実な問題として浮上してきます。この問題を解決するためには、経済的に自由な状況を実現する必要性があります。そして、経済的に自由な状況に到達することで、次のようなメリットを享受することができます。

- 家族と過ごす時間を確保しやすい
- 子供に十分な教育費をかけることができる
- 大学医局や病院上層部から理不尽な要求があっても、自分の主義・主張を押し通すことが可能
- 留学に際して経済的な問題で悩まなくてすむ
- 自分のやりたいことに挑戦できる

経済的に自由な状況は、家族と過ごす時間を確保する上でも重要な要素です。言うまでもなく家族と過ごす時間は貴重です。特に小さな子供と過ごすことのできるのは、人生のうちでもごく限られた期間しかありません。一方、医師は長期休暇を取得することが難しいです。最大の要因は、日本の医療業界が主治医制であることですが、それ以外にもアルバイト収入が途絶えてしまう等の経済的な理由もあります。もちろん、長期休暇を取得できるか否かは、医師として働いている環境によります。しかし、経済的な理由で長期休暇を取得できないのは少し寂しい気がします。オンとオフのメリハリを付けて長期休暇を取得する機会が増えれば、医師の仕事もより魅力を増すのではないでしょうか。

子供の未来のために必要であれば十分な教育費を確保することは、親の責務だと思います。親が医師である場合、子供も医師にさせたいと思う方が多いのではないでしょうか。医学部はストレートにいっても6年間もあり、私立大学の場合にはかなり高額な授業料が必要となります。このような場合、勤務医としての給与所得しかない状況では、なかなか子供に十分な教育を施すことができません。しかし、経済的に自由な状況に到達していると、このような悩みから解放されます。

大学医局や病院上層部から理不尽な要求があったとしても、経済的に自由な状況に到達していると、自分の主義・主張を押し通すことが可能です。複数の長期安定的な収入源がある。このおかげで、私は医師として比較的自由な立場と発想を得ることができます。やはり、医師の労働所得がなくても生きていけるという事実は、非常に強力な武器となります。このように、精神的には何者にも従属することがない状態は、精神衛生上とても健康的だと思います。この1点だけでも、経済的自由な状況は

JCOPY 498-04842

非常に心地よいです。誰からも指図されない自由な立場でいられる。この状況を達成するためにも、ぜひ経済的に自由な状況を実現してほしいと思います。

留学する上でも、経済的な問題は頭の痛いことです。大学教員や研究者として生きていくためには、留学というキャリアパスが必須です。留学が決まればとても嬉しいです。しかし、実際に準備をする段階で経済的な問題が出てきます。留学している間は無給であることが多いです。このため、留学中は収入が途絶えてしまいます。留学先での生活費は、基本的に貯蓄で賄わざるを得ません。しかし、留学期間が1年を超えてくると、必要な金額がとても大きくなってきます。実家が裕福で、経済的な援助を得ることができる場合は問題ないでしょう。しかし、家族連れで長期間の留学生活を送ることは、大きな経済的負担になります。まさに「留学貧乏」な状態です。海外での生活は、医師だけではなく家族にとっても素晴らしい体験です。しかし、本格的な留学には、二の足を踏まざるを得ない事情もあるのです。

このような留学のチャンスをつかんだ時にも、経済的に自由な状況を達成していると、躊躇なく留学することが可能です。そもそも、30歳台の医師が、実家から援助してもらって留学することは、恥ずかしいことだと思います。堂々と自分の力で留学というチャンスをモノにする。これも、経済的に自由な状況に到達するひとつの醍醐味ではないでしょうか。

POINT

▼経済的に自由な医師は

・やりたいことにトライできる

・家族と過ごす時間や長期休暇がとれる

・留学の際に、経済的な問題で悩まなくてすむ

激務は人をダメにする

考えることを放棄してはいけない

医療の現場は、勤務医・開業医を問わず多忙です。とにかく効率よく業務をこなすことを最優先する必要があります。このため、立ち止まって熟考している余裕などありません。時間がないため、かなり意識しないと新しい知見を習得することは難しいです。場当たり的に、日々の業務をこなしているだけの状況に陥りがちです。疲れて帰宅するので、プライベートのことを考える余裕もなくなります。このような状況が1年以上続くと、考えることを放棄した人間になってしまう危険性が高まります。

この状況は、ブラック企業が労働者を過酷な環境に置くことで、思考力を奪うことに似ています。医師の場合、一般のサラリーマンよりも時給単価が高いです。このため、考えることを放棄してしも問題が表面化しにくいことが、大きな問題点だと思います。特に30歳台の中堅勤務医は、激務のために考えることを放棄してしまう問題をもっと直視するべきだと思います。卒後5年未満の時期は、医師としての修練を積むべきです。とにかく馬車馬のように働くことも是だと思います。しかし、この時期を過ぎた中堅医師が、漫然と日々の業務をこなすだけの状態は思考停止と同義であり、望ましい状況とは言い難いです。そして、このことは開業医にも当てはまると思います。事業の新規展開を見据えて、トライ&エラーしている状況は理想的です。激務もやむを得ないでしょう。しかし、山のように押し寄せる患者さんの診療を、単に黙々とこなしているだけの状況はいただけません。これでは、零細企業の社長や自営業者と変わらないと思います。彼らとの違いは、参入障壁に守られた利益率の高さと、国民皆保険制度による資金回収の確実さのみです。

自分の時間を確保する

いずれの場合も、激務は人から思考能力を奪いがちです。このため、相当意識していないと、思考停止したダメな人間になってしまいます。思考停止して激務をこなすことは、決して美徳ではありません。医師は、業務の時給単価の高さと社会的地位の高さのために現状肯定の意識が強いです。その一方で、一般の方よりも思考停止に陥っている人の比率が高い印象を受けます。しかし、現状が未来永劫にわたって続く保証はありません。

- 国際情勢は変化しない
- 社会情勢は変化しない
- 通貨価値は下落しない

JCOPY 498-04842

これらの前提条件が、今後10年以内に崩れない可能性はかなり低いと思います。前提条件が崩れると、準公務員である医師は経済的に厳しい状況に追い込まれます。仮にこのような状況が発生しても対応できる状態が理想的です。このためには、自分の医療技術と経済的耐久力を高める必要がありま す。そして、来るべき社会の変化に備えるべきでしょう。

現在の日本の医療制度では、医師がすべての医療行為の起点となっています。このため、医師に業務が集中することは、ある程度仕方のないことです。このような事情を理解しつつも、**1日1回は自分を見つめ直す時間を確保したい**ものです。そして、自分を見つめ直す時間は、30分程度でも問題ないです。経済的に自由な状況に到達するためには、自分で状況を分析して、現状を改善する手立てを考えるしか方法がありません。考えることは最も外注しにくい分野です。自分の人生に関わることは、自分で考えて解決しなければいけません。現状の医師は、知的労働者というよりもブラック企業で過酷な環境に置かれている労働者に近い存在です。このことは、肝に銘じておく必要があります。激務に身をまかせることは美徳ではありません。経済的に自由な状況に到達するためには、オーバーワークにならないよう心掛けるべきだと思います。

POINT

▼オーバーワークによる思考停止は命取り

▼1日1回30分は自分を見つめ直す時間を持とう

成功とは何かを考えよう

ランク付けの呪縛

卒後5年目ぐらいまでは、大学の同期生の集まりに参加すると、「自分は、この手術を○○例経験した」とか「自分は、この手術を○時間で終了できる」といった話題が多かったです。そして、無意識のうちに手術の「経験」や「技量」でランク付けし合っていました。たくさんの手術を経験したり、手早く手術を終了することができる人は、経験数の少ない人よりも優れているんだという意識を抱いていたのです。よく考えると、くだらないことです。しかし、このようなランク付けは、医師に限らずどの業界でも行われています。

例えば経営者の集まりなら、売上や社員数などでランク付けが行われます。テニスプレーヤーの集まりならテニスの技量で、不動産投資家の集まりなら資産規模や年間家賃収入金額でランク付けされます。銀行からの融資金額が10億円を超える不動産投資家は、他の投資家から「メガ大家」と呼ばれて神のごとき扱いを受けます。融資金額が大きいことは、リスクの裏返しでもあります。最も重要な純資産が多いわけではありません。私からすると意味のない評価項目ですが、不動産投資家の世界では融資金額や年間家賃収入金額でランク付けがなされています。

自分なりの成功の尺度を持とう

ここで私が提案したいのは、「自分の人生の成功をどのような尺度ではかるのか」をできるだけ若いうちに決めておくことです。さもなければ、他人のランク付けに巻き込まれてしまい、自分ではなく他人の尺度での人生を送ることになるからです。例えば、成功の尺度を「自分の専門分野でナンバーワンの医師になる」と決めるのでもよいし、「大学の教授になる」と決めるのでもよいと思います。他人の成功の尺度を捨てて、自分の素直な気持ちを聞いて自分の成功の尺度を見つけてください。成功の尺度は百人百様です。

本書の内容は、主に医師が経済的に自由な状況へ到達する意義についてです。このため、経済的に自由な状況に到達することが、人生のうちで最も重要なことであると主張しているかのように受け取られるかもしれません。しかし、このことは全く私の本意ではありません。経済的に自由な状況よりも、医師としての実績の方を優先する考え方も当然あるでしょう。むしろ、そちらの方が医師の間ではメジャーな考え方かもしれません。大事なことは、他人の尺度ではなく、自分の尺度で考えることです。

例えば、私の成功の尺度は、「どれだけ自由を確保できるのか」です。自由を確保するためには、経済的に自由な状況へ到達することが欠かせません。この成功の尺度において、私は自分が達成したことに誇りを持っていますが、これをあなたに押し付けようとは思いません。なぜなら、これは私の成功の尺度であって、決してあなたの成功の尺度ではないからです。あなたには、あなたが誇りを持てる成功の尺度が必ずあります。それが何かを見つけてほしいのです。

POINT

▼自分自身が納得できる、自分だけの成功の尺度を持とう

3 第3のキャリアパスが「経済的に自由な医師」への最短ルート

第3のキャリアパスとは？

医師人生を有意義に過ごす戦略

医師のキャリアパスを経済面から考えてみます。医師のキャリアパスは、大きく2つに分けられます。勤務医のまま医師人生を終えるパターンと、途中でクリニックを開業するパターンです。便宜上、大学教員や研究者は、勤務医に含めています。ここでは勤務医と開業医に加えて、私が推奨する第3のキャリアパスを加えました。第3のキャリアパスは、基本的に勤務医です。勤務医を続けるかたわら、不動産経営・金融資産投資・スモールビジネスを実践します。そして、それらからの収益を再投資することで、経済的に自由な状況へ到達するというキャリアパスです。

目的は、医師として働かなくても生活していけるだけの収入を得る仕組みを構築することです。仮に、このキャリアパスを「医師＋投資」と呼ぶことにします。不動産経営・金融資産投資・スモールビジネスからの収入が安定すると、医師としての選択肢の幅が広がります。例えば、海外留学などのチャンスをつかんだ際には、経済的な憂いなく留学することが可能です。長い医師生活の間には、勤務している医療機関の環境が悪化したり、意にそぐわない勤務を強制されることもあるかもしれません。そのような場合でも、経済的に自由な状況へ到達していると、自分の信念を曲げる必要はありません。医師人生を有意義に過ごす上では、理想的な状況と言っても過言ではないと思います。

■ 医師の年齢と経済的成功の可能性

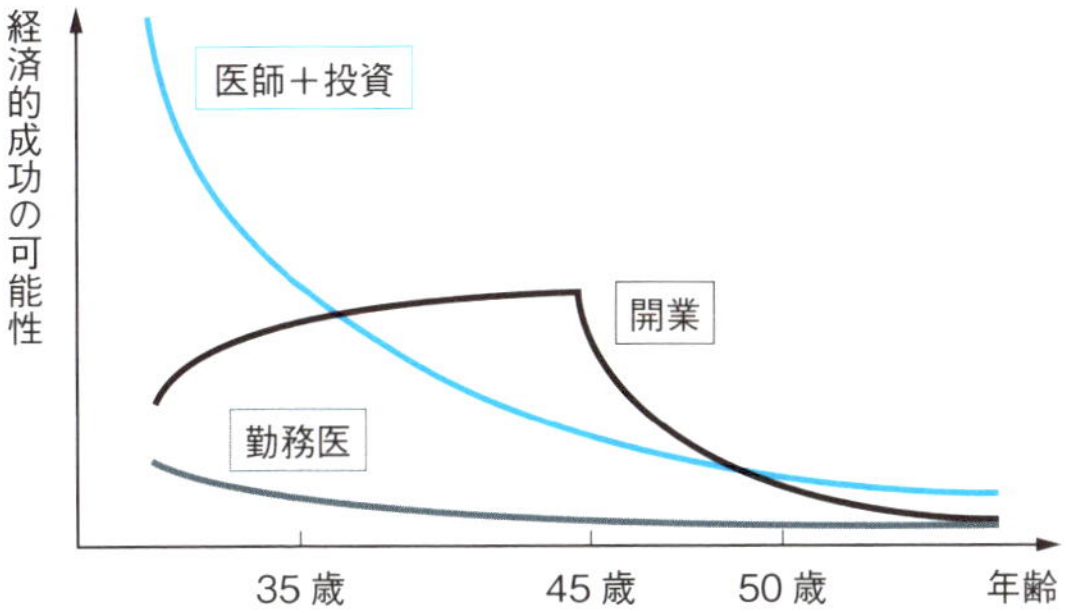

医師の年齢と経済的成功の可能性

上の図は、医師の年齢と経済的成功の可能性をイメージしたものです。年齢が若ければ若いほど、3つのキャリアパスのどれもが選択可能です。そして、年齢的には35歳、45歳、50歳が、キャリアパスを選択する上でのひとつの目安になると思います。経済的に成功しようと思うのであれば、開業するか否かのひとつの区切りの年齢は35歳です。この理由は、「医師＋投資」の第3のキャリアパスを選択する場合には、時間を味方につける

JCOPY 498-04842

必要があるからです。

投資成果を得て複数の収入源を構築するためには、ある程度の時間がかかります。私の場合、医業以外の収入が医師の給与所得を上回るのに要した期間は約10年でした。一般的に、24～26歳から医師人生がスタートします。このため、医師免許取得後すぐに第3のキャリアパスを選択したとしても、経済的に自由な状況へ到達するのは35歳前後になることが予想されます。では、35歳から第3のキャリアパスを選択した場合はどのようになるでしょうか。この年代になると、教育費や住宅ローンなどの負担が増えてきます。このため、経済的自由な状況へ到達するのは、50歳前後になる可能性が高いです。このため、35歳以降では開業する方が、経済的に成功する可能性が高くなります。そして、開業するのであれば、45歳ぐらいが最終ラインだと考えています。50歳以降では、初期投資を回収できない可能性が高まります。したがって、この年代からの開業は、あまりお勧めできません。勤務医として医師人生を終えることを推奨します。

マネーリテラシーが重要

ここまで述べた内容は、あくまで経済的成功を尺度にした医師のキャリアパスです。経済的要素はもちろん重要です。しかし、医師人生における最優先事項ではないと思います。このため、35歳以降は開業医、45歳以降は勤務医といった紋切型なキャリアパスを推奨しているわけではありません。そして、私が推奨している第3のキャリアパスは、35歳以降で選択する余地がなくなるわけではありません。第3のキャリアパスの目的は、医師として働かなくても生活できる収入を得る仕組みを構築することです。このような状況へ確実に到達するためには、35歳までに開始することが望ましいです。スタートが遅ければ不利なことも事実ですし、最終的に到達できない可能性もあります。しかし、経済的に自由な状況まで到達できなくても、何の対策も立てずに漫然と生活しているよりは確実に経済的な安定性が高まります。

ここで挙げているのは、あくまで医師のキャリアパスの一例です。キャリアパスに関わらず、マネーリテラシー(3)を高めて投資的な考え方も生活に取り入れるべきだと思います。この点に関しては、勤務医や開業医の違いはありません。前項でも指摘したように、収入源の複数化は経済的な安定には必須です。仮に開業して大成功をおさめた場合であっても、社会情勢の変化で苦境に陥る可能性は十分にあり得ます。このため、自分が選択したキャリアパスに関わらず、マネーリテラシーを高める必要があると思います。

POINT

▼第3のキャリアパス（医師＋投資）を選択するなら、35歳までにスタートすることが理想的

（3）お金を増やす知識や管理する能力。

ファイナンシャルプランナーにだまされるな！

そのマネープランは本当に正しい？

ときどき、医師向けの転職雑誌の特集で、医師のマネープランを見かけることがあります。将来の収支や資産状況を予測したキャッシュフロー表を用いて、収入と支出を将来にわたって予測します。例えば次のようなモデルケースです。

- 医師（45歳）、妻（43歳、専業主婦）、長男（14歳）、長女（9歳）
- 年収　1800万円（手取り年収1300万円）
- 生活費　400万円
- 住宅ローン　3000万円（残20年）
- 貯蓄・投資　3000万円
- 長男…小学校（公立）→中学・高校（私立）→私立医学部（下宿）
- 長女…小学校（公立）→中学・高校（私立）→私立文系（自宅）

このケースの場合、65歳での完全リタイアを前提にすると、80歳前には貯蓄がゼロになるそうです。このような老年破産を回避するために、ファイナンシャルプランナーが住宅ローンや生命保険の条件見直しや資産運用等の対策を説明しています。しかし、残念ながら根本的な考え方が間違っているため、何ひとつ問題点が解決していません。ファイナンシャルプランナーの最大の過ちは、資産運用と言っても「お金を増やすこと」しか考えていないことです。このような解決策では「年間生活費×無職の期間－公的年金」で算出される金額の貯蓄が必要となります。そして、往々にして必要とされる金額は巨額となるため、貯蓄したり資産運用で殖やすだけでは実現が困難です。

また、単なる銀行預金による貯蓄は、インフレに弱いという欠点もあります。日本は1990年代のバブル経済崩壊以降、デフレに悩まされ続けました。今の40歳台以下はインフレ経済の経験がありません。このため、インフレの怖さを実感できないのです。しかし、経済学の本を紐解くと、本当に困るのはデフレよりも制御できないインフレです。少なくとも永久にデフレが続くことはあり得ないので、資産が銀行預金しかない状況はできるだけ避けるべきだと考えます。

お金を生み出す仕組みの重要性

お金を増やすことだけでは、リタイア後の経済的安定のための解決策とはなりにくいです。私が考える最も理想的な解決策は、「お金を増やすこと」ではなく「お金を生み出す仕組みをつくること」です。例えて言うと、金の卵ではなく金の卵を生むニワトリを獲得するのです。お金を生み出す仕組みをつくるためには、不動産・金融資産・ビジネスなどのさまざまなパーツを利用する必要があります。しかし、残念ながら医師に最適化した解決策を指南できる方は、ファイナンシャルプランナーも含めてほとんど存在しないのが現状です。私たち医師は医療の専門家なので、他業種の専門家を妄信してしまう傾向にあります。ファイナンシャルプランナーはお金の専門家です。専門家であるのなら、自分たちがそうであるように、きっと責任ある仕事をしてくれるだろうと思ってしまうのです。もちろん、枝葉の対策は指南してもらえるでしょう。しかし、ファイナンシャルプランナーが、人生の根幹に関わる戦略まで教えてくれることはありません。彼らが教えてくれるのは、教科書に載っている一般的な知識のみです。優秀なファイナンシャルプランナーであっても、彼らの意見は次の理由でほとんど参考になりません。

- ファイナンシャルプランナーには、医師のキャリアパスを理解できない
- ファイナンシャルプランナー自身が、資産運用をして成功している例は稀である

医師のキャリアパスは特殊です。このため、医師としての実体験がなければ、正確にキャリアパスを理解することは難しいです。つまり、医師でないファイナンシャルプランナーが、本当の意味で私たちのことを理解することは困難なのです。また、ファイナンシャルプランナーの言うことには、机上の空論が多いことも問題点です。実体験での裏付けがないのに、彼らは教科書に書いていることを

そのまま人に伝えてしまいます。このため、アドバイスする内容に現実味がないのです。おまけに、単に教科書に載っているからという理由で、その通りにしても絶対に結果を出せないようなことを平気で勧めてきます。本当に有用なアドバイスをできる優秀な人であれば、ファイナンシャルプランナーなどしなくても自分で資産運用して生きていけるはずです。そのような能力がないからこそ、ファイナンシャルプランナーとして稼がざるを得ないのです。このように専門家と言われる人であっても、実力を伴っていない方が非常に多いです。専門家という肩書を鵜呑みにして、自分の人生に関わる判断を他人に任せてしまうことは非常に危険だと思います。こればかりは、専門家と言われている人を妄信してはいけません。自分で考えて行動に移す力を養う必要があるのです。

POINT

▼ファイナンシャルプランナーには、医師のキャリアパスを踏まえた提案は不可能と心得よ

JCOPY 498-04842

資産1億円は年収3000万円よりハードルは低いが…

富裕層とは

経済的に自由な状況へ到達するためには、富裕層と言われる人たちの存在を知っておく必要があります。一般的には富裕層と呼ばれる人たちの定義は、次のごとくです。

- 世帯年収が3000万円以上
- 保有する純資産が1億円以上

医師は高額所得者とみなされることが多いですが、大半の医師は富裕層には及ばないことが分かります。むしろ、ほんの少し余裕があるだけの普通の家庭といった方が、現実に近いのかもしれません。そして、経済的に自由な状況へ到達するための最初のハードルは純資産1億円です。しかし、純資産1億円と言われてもピンと来ない方が多いと思います。そこで、富裕層のもうひとつの定義である、年収3000万円と比較してみます。年収3000万円よりも純資産1億円の方が難しい、という命題は、資産形成を行うべき理由のひとつです。

あなたは、年収3000万円と純資産1億円ではどちらがハードルが高いと思いますか? 医師であれば、年収3000万円はさほど珍しくないと思います。実際に私の周囲でも年収が3000万円を超える開業医を見かけます。しかし、1億円を超える純資産を独力で築き上げた人の数はずいぶん減ってしまいます。つまり、医師においては年収3000万円よりも資産1億円の方がハードルが高い印象なのです。そこで、最も客観的で信頼がおける国税庁が発表しているデータを調べてみました(次頁上)。

このデータでは、年収2500万円以上の納税者数は、毎年10万人前後で推移しています。この数字は日本人全体の約0・2%です。

一方、野村総合研究所のデータでは、金融(純)資産1億円以上は5000万世帯中の約100万世帯(約2%)です(次頁下)。単純なデータの比較では、年収3000万円(2500万円)の方が、資産1億円よりもハードルが高いようです。年収3000万円は個人の能力が反映されます。また、国税庁のデータは給与所得者のデータなので、スモールカンパニー内の内部留保を考慮していません。一方、資産1億円以上は相続絡みが多いです。これらのことを勘案しても、0・2%対2%という結果からは、意外にも年収3000万円の方がハードルが高いようです。

やはり資産1億円は難しい

では、年収が3000万円あれば、資産1億円は簡単に達成できるのか? もちろん、そのような

■ 給与階級別給与所得者数・構成比（国税庁「平成 26 年分民間給与実態統計調査」より抜粋）

区　分		平成 22 年分		平成 24 年分		平成 26 年分	
		千人	%	千人	%	千人	%
100 万円以下		3,611	7.9	3,935	8.6	4,178	8.8
100 万円超	200 万円以下	6,841	15.0	6,965	15.3	7,214	15.2
200 万円超	300 万円以下	8,004	17.6	7,796	17.1	8,029	16.9
300 万円超	400 万円以下	8,226	18.1	8,186	18.0	8,241	17.3
400 万円超	500 万円以下	6,524	14.3	6,335	13.9	6,633	13.9
500 万円超	600 万円以下	4,275	9.4	4,276	9.4	4,502	9.5
600 万円超	700 万円以下	2,594	5.7	2,605	5.7	2,804	5.9
700 万円超	800 万円以下	1,793	3.9	1,811	4.0	1,896	4.0
800 万円超	900 万円以下	1,161	2.5	1,148	2.5	1,250	2.6
900 万円超	1,000 万円以下	740	1.6	775	1.7	821	1.7
1,000 万円超	1,500 万円以下	1,294	2.8	1,295	2.8	1,483	3.1
1,500 万円超	2,000 万円以下	276	0.6	260	0.6	306	0.6
2,000 万円超	2,500 万円以下	82	0.2	87	0.2	95	0.2
2,500 万円超		98	0.2	81	0.2	111	0.2
合　計		45,520	100.0	45,556	100.0	47,563	100.0

■ 世帯保有資産額による層別化（野村総合研究所 NEWS RELEASE より抜粋）

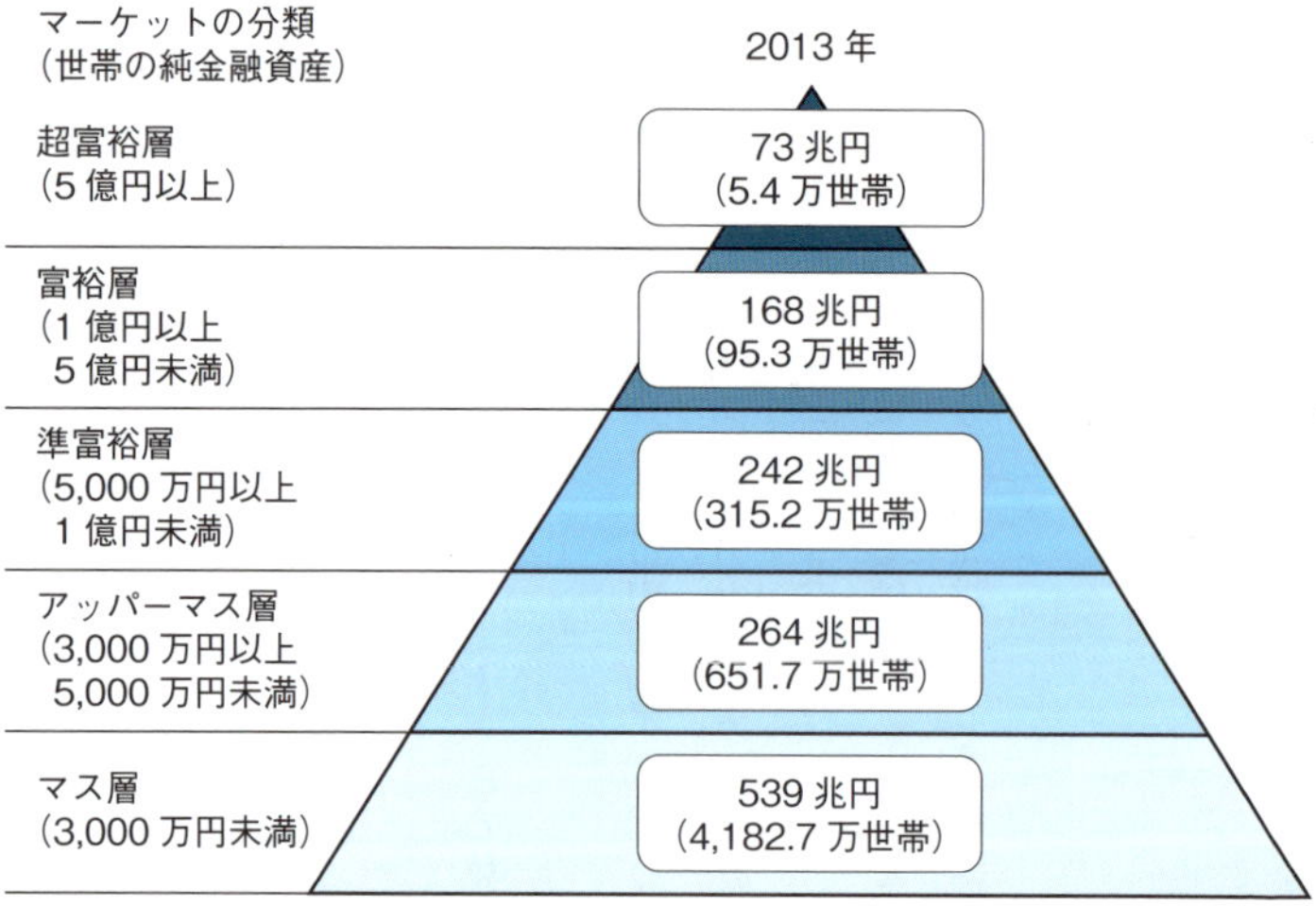

ことはありません。むしろ、年収が３０００万円あっても、資産１億円超えはかなりハードルが高いのが実情です。その理由は、年収３０００万円と言えども単純に余剰資金を積み上げるだけであれば、資産１億円に到達するのにかなりの時間が必要だからです。年収３０００万円の税・社会保険料控除後金額は約２０００万円です。ここから住居・生活費を控除します。すると、実際の可処分所得（フリーキャッシュフロー）は１２００万〜１３００万円にしかなりません。もちろん１２００万〜１３００万円という数字はとても立派です。しかし、元の３０００万円からは、大幅に減少していることが分かります。

つまり、年収３０００万円であっても、貯金だけで資産１億円に到達するには8年も掛かってしまうのです。これは、子供の進学やマイホーム購入等のライフイベントを一切考慮しない数字です。これらの大きなイベントが発生するたびに、資産１億円に到達する期間が延びることになります。更に、年収３０００万円を8年間コンスタントに稼ぐことは難しいと思います。2〜3年だけ勢いで３０００万〜1億円を稼ぎ出す人はときどきいます。しかし、10年以上コンスタントに稼ぐ人はあまり多くありません。

かく言う私も、個人所得の記録に挑んだ時期がありました。ところが、税率の高さと手残り金額の低さに辟易して、今ではほどほどの年収と仕事量に調整しています。個人所得が３０００万円を超えてくると、感覚的には手残り金額は稼ぎの3分の1にも満たなくなります。このため、バカバカしくて貴重な自分の時間を投入する気になれないのです。純粋にお金のことだけを考えると、個人が馬車馬のように働いて稼ぎ出すことは、エネルギーの浪費に過ぎません。対策として、個人所得から法人所得にシフトすることを真剣に検討するべきだと思います。

このように高額所得者と言えども、資産1億円の壁を超えることは難しいのが実情です。年収が3000万円あっても、貯金だけでは簡単には資産1億円超えの富裕層には到達できません。年収3000万円でもこれだけの期間がかかるのであれば、年収1000万円では更にハードルが上ります。年収1000万円の場合でも、生活費は3000万円の人とあまり変わりません。生活費を控除すると、可処分所得は多くて年間300万円程度です。この場合、貯金だけで1億円を超えるには、子なし・マイホームなし・病気怪我なしでも30年以上掛かってしまいます。30年間も年収1000万円＋ライフイベントなしを維持するのは現実的ではないですね。年収3000万円よりもハードルは低いものの、資産1億円という高いハードルを乗り越えるためには、やはり何らかの戦略が必要になります。

POINT

- **資産1億円の壁は厚い**
- **富裕層入りを目指すには戦略的資産形成が必須**

70歳まで働く考え方から脱却を！

自分の時間を使って働くことの落とし穴

世の中には「仕事＝自分の時間を使って働く」という考えの方が多いと思います。医師は、一般企業に勤める人と比べて時給単価が高いです。このため、自分の時間を使って働くという考え方が顕著です。このことは他人に雇われている勤務医に限らず、開業医にも当てはまります。開業医は、自分が投入した時間や労働力に比例して収入が上がります。このため、仕事とは自分の時間を使って働くことという考え方になるのも仕方がありません。もちろん社会的に考えても、自分の持つ能力を世の中に還元することは望ましいことです。しかし、「仕事＝自分の時間を使って働く」という考え方には大きな落とし穴があります。その大きな落とし穴とは、自分の時間を使って働いている限り、いつの日にかリタイアする日がやって来ることです。

なぜ、普通にリタイアすることが問題になるのでしょうか？　お金を稼ぐことが、経済的には最大の攻撃であることは論を待ちません。それに加えて、人生において自分や家族の身に大きなトラブルが発生した場合に、お金を稼ぐことは最大の防御にもなるからです。現役時代に身を粉にして働くことで、一生食べていけるほどの多額の貯蓄を残すことに成功したとします。それであっても、リタイアして無収入になることは危険な行為です。例え1億円の現金が銀行口座にあったとしても、減る一方の通帳を見ることは精神的に辛いものです。自力で稼いだお金ではなく、親から引き継いだ資産の場合は、更に恐怖感が高まります。

このように言うと、銀行口座に現金を貯めるのではなく、不動産投資や株式投資によって不労所得を得ることが解決法になると考える人もいます。しかし、残念ながらこの方法でも、問題を完全に解決することはできません。その理由は、働かずにお金を殖やそうとすると精神的余裕がなくなってしまうからです。精神的な余裕がなくなると、不動産投資や株式投資がうまくいかなくなる危険性が高まります。私は、例え十分な貯金があっても無収入になることは避けるべきだと考えます。ちなみに中堅以下の若手医師が、将来の年金収入をあてにした人生設計を立てることは控えるべきでしょう。少子高齢化の流れは既定路線です。年金の財源は、現役世代から徴収する収入です。これから現役世代の人口はどんどん少なくなっていきます。少なくなっていく現役世代に、自分の老後を託することは危険な行為だと思います。一方、「70歳ぐらいまで働きたい」や「開業すると定年退職がなくなることがメリット」ということを耳にします。しかし、この考え方には、いつの日にかリタイアする日がやって来るという事実が抜け落ちています。

継続的に収入を得る手段を複数持とう

それでは、私たちは一体どうすればよいのでしょうか？　先ほど否定しましたが、安定的な収入を得ることができる手段は、やはり不動産だと思います。ただし、不動産「投資」ではなく、不動産「経営」をすることが必要です。ここで言う経営とは、自分の時間を投入して清掃・修繕・客付業務を行うという意味ではありません。私が考えていることは、経営者の視点で不動産を運用することです。不動産の運営を、完全に他人に任せてしまってはいけません。自分の力でコントロールする能力を身に着けることが、問題解決につながると思うのです。ここでは、一般的に最も参入のハードルが低いため不動産経営を例示しました。しかし、スモールビジネスを立ち上げることも、魅力的な選択肢のひとつだと思います。特に、医師の参入障壁を上手く利用できるスモールビジネスを構築できれば最高だと思います。

自分の力で収益構造を100％コントロールする能力を習得する。そして、医師をリタイアした後も継続的に収入を得る手段を複数獲得することが重要なのです。継続的に収入を得る手段を複数持つことは、経済的自由を獲得するためには必須です。経済的に自由な状態になることで、自分の意に反して働き続ける必要性から解放されます。このことは思考や選択の自由を獲得することにもつながります。そして、自分が理想とする医療を実践することも可能となるのです。

POINT

▼経済的自由の獲得には、自分の力でコントロールする能力を身に着けることが必要

医師が目指すべき収益源の複数化

リスクを回避する考え方

投資格言のひとつに「卵は1つのカゴに盛るな」というものがあります。卵を1つのカゴに盛ると、そのカゴを落とした場合には全部の卵が割れてしまうかもしれません。しかし、複数のカゴに分けて卵を盛っておけば、そのうちの1つのカゴを落として卵が割れて駄目になったとしても、他のカゴの卵は影響を受けずにすみます。つまり、特定の商品だけに投資をするのではなく、複数の商品に投資を行ってリスクを分散させた方がよいという分散投資を勧める格言です。このことは投資に限らず、収益源に関してもリスクを回避するための重要な考え方です。

まず収益の定義ですが、私は「事業や仕事を通じて社会に与えた利益が、その対価としてお金に置き換わったモノ」という意見を採用しています。医師は自分の診療の対価としてお金を稼いでいると思いがちです。しかし、突き詰めて考えると給与や診療報酬は、自分が社会に与えた利益の対価です。勤務医・開業医に関わらず、医師は自分の知識・経験・時間と引き換えにしてお金を稼いでいます。もちろん、一般の会社員よりも時給単価は高いです。しかし、収益の上限は、自分が働くことができる時間によって制約されます。

一方、企業の株主や不動産所有者などの資本家は、自分の持つ資本と引き換えにお金を稼いでいます。この場合、収益の上限は資本の大きさによって制約されます。つまり、彼らの収益源は資本です。

病院経営者や会社経営者は、組織や仕組みを通じて社会を効率化する利益の対価としてお金を稼いでいます。収益の上限は、仕組みを通じて提供する効率化の程度によって制約されます。彼らの収益源は組織や仕組みです。

著作権やライセンスなどの知的財産権所有者は、知識や経験と引き換えにお金を稼いでいます。収益の上限は、素晴らしいアイデアが社会に資する利益の大きさによって制約されます。彼らの収益源は知的財産権です。

獲得するべき3つの収益源

最も貴重な資源は自分の時間です。ここまでの話をまとめると、自分の時間と引き換えにしないで済む収益源は、次の3つのうちのどれかに該当します。

1. 資本
2. 組織・仕組み
3. 知的財産権

世襲を考慮しない場合、まず自分の知識・経験・時間を提供して社会に利益を与えます。そして、その対価としてお金をいただくことになります。しかし、自分の時間は有限の資源です。いつまでも自分の時間にばかり頼っていると、得ることができる収益には上限があります。そこで、医師としての仕事をしつつ、①~③を利用して収益を得ることも検討する必要があります。

この中で最も難易度が高いのは、②の組織・仕組みの構築です。医療業界では病院経営や多施設展開クリニックなどが該当します。これはかなりの才能・情熱・運が必要です。一方、①の資本を取得することは、②の組織・仕組みの構築や③の知的財産権取得ほど難しくありません。したがって、医師としてそこそこのレベルに到達した方は、資本の代表である株式投資や不動産投資に目を向けることが合理的です。そして、この段階をクリアしたら、組織・仕組みの構築や知的財産権取得を目指すことも検討すべきでしょう。医師は、診療することで安定収入を確保しやすいので、やや難易度が高い組織・仕組み構築や知的財産権取得であっても、比較的低リスクにチャレンジすることが可能です。

最終的な目的は、収益源を複数化することで経済的な安定性を確保することです。人生のできるだけ早い段階で、労働所得のみに依存する状態から脱却するべきだと思います。このためにも収益源の複数化は、避けては通れない重要な課題なのです。

POINT

▼収益源の複数化に向けて、まずは資本（不動産・株式投資）に目を向けてみよう

第2章

「経済的に自由な医師」になるための資産形成法

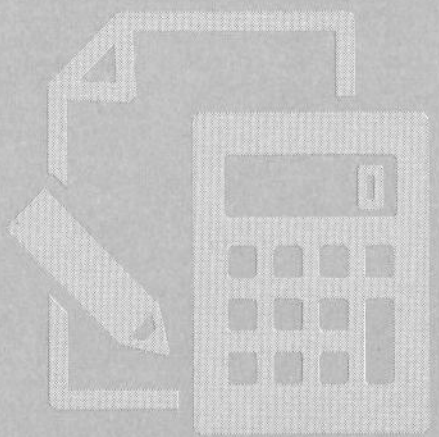

1 資産形成における4つの階層と4つの手法

資産形成における4つの階層

私は、いろいろな方から資産形成の相談を受けます。たいていは「金融資産投資」「不動産投資」のいずれかに関する相談です。これらの相談に対するアドバイスはとても簡単です。なぜなら、いずれも勝つための定石が存在するからです。定石にしたがって、その人の状況に合わせて機械的にアドバイスします。

しかし、相談を受けながらも相談者が本当の意味で成功する確率は高くないことを感じ取ります。なぜなら、「金融資産投資」や「不動産投資」といった領域は、資産形成という大きな枠組みの中では最下層に位置するからです。私は、次のような枠組みで資産形成を考えています。

①生活習慣・お金に対する心構え
②税法
③資産形成の総論
④資産形成の各論

①の生活習慣とお金に対する心構えが最も上位の階層です。ここをしっかり押さえておかないと、やっていることがちぐはぐになってしまいます。例えば、日常的にコンビニで買い物をする習慣などは見直すべきです。極めて多忙なため、自分の時給単価を計算した結果、やむを得ずコンビニを利用するのなら仕方ありません。しかし、何となく通勤路の途中にあるから立ち寄る等は論外です。テレビを視聴するのも、時間単位の情報量が少な過ぎるので同様です。ひとつひとつの浪費行為は小さなものです。しかし、塵も積もれば山となります。極端に矮小化された節約術などを行う必要はありませんが、お金や時間に対するしっかりとした心構えを持つ必要があります。建物で言うと、お金や時間に対する心構えは基礎であり、資産形成の各論は建物になります。しっかりした基礎がないと、その上に立つ建物は簡単に倒壊してしまいます。これと同様に、お金や時間に

■ 資産形成の４階層

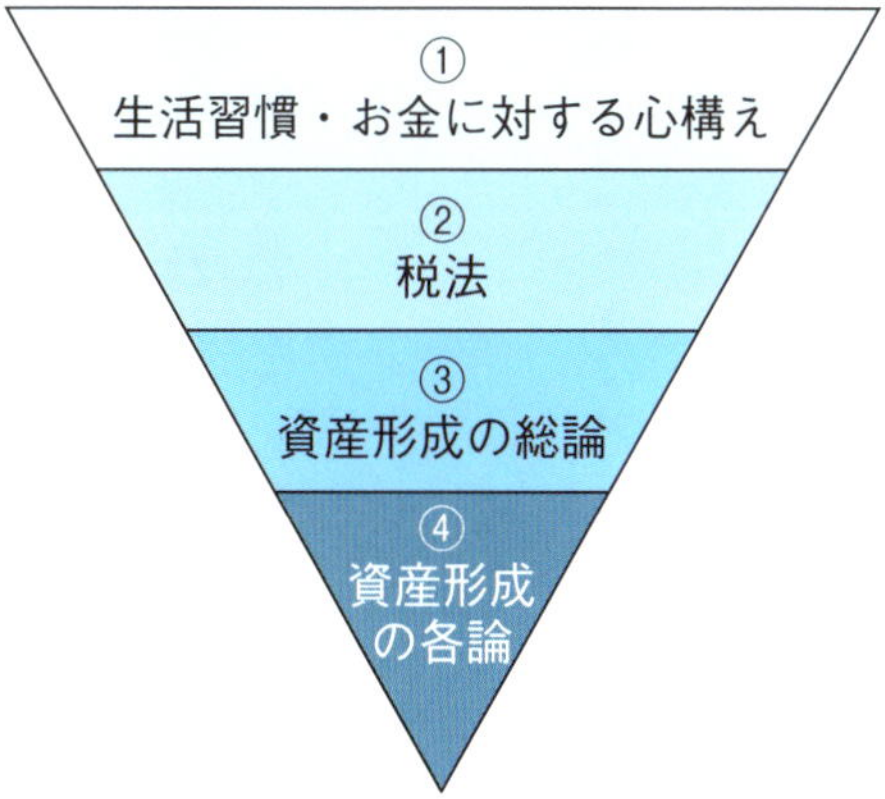

対する心構えがしっかりしていないと、金融資産投資や不動産投資などの資産形成の各論は、極めて不安定なものになってしまいます。

②の税法は、それより下の階層での行動規範となります。税制に逆らう行動は極めてエネルギーロスが大きいです。このため、それだけで資産形成において負けてしまう可能性が高まります。常に自分の行うことにかかってくる税金のことを念頭に置く必要があります。

③の資産形成の総論は、資産形成に対する心構えです。資産形成を行う上で、医師としての仕事や資格試験での経験は全く役に立ちません。医療業界の常識とは全く異なるため、資産形成を効率的に行うにあたっての考え方を学ぶ必要があります。

そして、①②③を完全に理解した上で、やっと④の資産形成の各論の出番です。いきなり「金融資産投資」「不動産投資」などの資産形成の各論をやろうとしても、順序が逆なので大きく勝つ可能性が低いのです。

POINT

▼**お金と時間に対する意識をしっかり身につけなければ絶対に成功できない**

第1の階層で採るべき手法

医師にお金が貯まりにくい3つの理由

医師の生涯年収をご存知でしょうか？　賃金構造基本統計調査（24～59歳）から算出すると約4億3000万円だそうです。この金額は、勤務医の収入がベースです。開業医では成功の度合いによりますが、もう少し多くなりそうです。一方、一部上場企業のサラリーマンの生涯年収は約2億5000万～3億円と言われています。しかし、一部上場企業といってもピンからキリまであります。総合商社・マスコミ・損保などでは、医師を上回る生涯年収になるようです。

いずれにせよ、一般的なイメージほど医師の生涯年収は高くないのが現実です。ざっくり言って医師の生涯年収は、一部上場企業のサラリーマンの1・5倍程度しかありません。それにも関わらず、医師はかなりの高給を得ている印象を持たれています。それは、主に次の理由によります。

- 医師は若い時から高給を得る
- 婚期が遅いケースが多い

JCOPY 498-04842

医師の場合、30歳前後で年収1000万円を超えることが珍しくありません。結婚する時期が遅い方が多いため、同年代と比べて養うべき家族が少ないことも特徴です。このため、多少散財してもお金に困ることはないのです。『となりの億万長者—成功を生む7つの法則』（トマス・J・スタンリー他、早川書房）で期待資産額を算出する簡単な数式が紹介されています。この数式はざっくりしたものですが、自分の状況において期待できる所有資産の金額を知ることができます。

期待資産額＝（年齢×税引前の年間家計所得）÷10

例えば、年収1500万円の40歳勤務医の期待資産額は、（40歳×1500万円）÷10＝6000万円です。医師は30歳前後で年収1000万円を超えることが多いです。このため、私の感覚でも40歳時点で6000万円程度の資産があることは、全く不自然ではありません。しかし、この条件の方で、実際に6000万円の資産を所有しているケースは少ないと思います。理論と現実の差は、次の3つが原因となります。

① 勤務が忙しいため、あぶく銭的に散財する
② アルバイトで簡単に稼げるため、お金の価値を低く認識してしまう
③ 年収がフラットなため、年齢が上がっても給与は上がりにくい

特に②のアルバイトが、医師の金銭感覚を毀損させる大きな原因だと思います。一般社会で3万〜4万円を稼ぐためには、相当長い労働時間や多くの労力を費やす必要があります。しかし、医師の場合は規制と需給関係に支えられて、アルバイトでは「法外」な時給単価が保証されています。このため、お金は簡単に稼げるという間違った認識を持ってしまうのです。そして、アルバイトは所詮自分の時間の切り売りに過ぎません。漫然と生活費の足しに…といった目的でアルバイトを行うことは厳に慎むべきだと思います。この点に注意していないと、アルバイト収入はあぶく銭となる傾向が強いと思います。

理想論を言うと、アルバイト収入は給料天引き方式で、一切手をつけずに貯金することが望ましいです。そして、貯蓄したアルバイト収入を、資産形成の原資の一部に組み込むのです。私の場合は、アルバイト収入を基にした貯金が、不動産や株式を購入する原資の一部になっています。アルバイトで得た収入が、賃料収入を生む不動産や配当収入を生む株式に姿を変えます。そして、不動産や株式は、継続的なお金の流れを私にもたらしてくれるのです。「あぶく銭」か「継続的な収入の原資」となるのかは、あなたの決断次第です。

このように、医師の収入体系には他の業種と異なる特徴があります。しかし、これは悪い方向にだけではなく、意識の持ち方によってはよい方向にも大きな力を発揮します。特に、③の年収がフラットなため年齢が上がっても給与は上がりにくいことは、若い時から高給を得ることの裏返しです。適切な資産運用を実践することで、期待資産額を大幅に上回ることも可能なのです。

早い段階からお金を貯めることが重要

ここまで医師はお金が貯まりにくい理由を3つ挙げました。特に重要なポイントは、できるだけ早い段階から貯金を始めることです。若ければ若いほど、資産形成に有利に働きます。最初のうちは貯金することが大変です。そして、若い時にはさまざまな誘惑があります。忙しい仕事から解放されると、ついつい財布のひもが緩んでしまいがちです。そんな散財への誘惑を乗り越えて貯金する習慣ができるとしめたものです。貯金は、いわゆるダイエットと同じです。軌道に乗せるまでが、最もエネルギーを消費します。この本を読み終わったら、すぐに散財を止めて貯金を開始することをお勧めします。それだけで、今後の人生の幅が大きく広がることでしょう。

では、どのようにして貯金していけばよいのでしょうか？　これについては興味深い話があります。前述したように、私は知り合いから資産形成についての相談を受ける機会が多いです。相談者の年齢は30～40歳台の方が大多数です。抱えている問題はさまざまですが、ほとんどの方は現状に危機感を抱いています。彼らの年収は１５００万～２０００万円程度あることが多いです。このレベルの年収は、一般的には高額所得者に分類されます。しかし、驚くべきことに貯金が数百万円しかない方が多いのです。月間の手取りキャッシュフローは、１００万円前後あるはずです。これほど多くの収入があるのに、毎月10万～20万円しか貯金できていないことになります。そして、不思議なことに支出の明細をお伺いしても、せいぜい支出の合計が50万円程度にしかなりません。それにも関わらず、なぜか毎月10万~20万円しか手元に残らないのです。いったい、残りの40万円はどこに行ったのでしょうか？　おそらく、無意識のうちにこまごまとした支出として散財しているのでしょう。

このような方は、資産形成の前に生活習慣を変える必要があります。最もお勧めできるのが「給料天引き」貯金です。この蓄財方法は本多静六翁の『私の財産告白』（実業之日本社）で紹介されています。本多翁は、著書の中で「四分の一」貯金を推奨しています。しかし、医師のように年収1000万円を超える方なら、「四分の一」ではなく「三分の一」貯金を目指すべきでしょう。そして、年収2000万円を超える高額所得者には、「二分の一」ではなく「四分の三」貯金をお勧めします。このようにして地道に貯金した資金は、不動産や株式を購入したり、スモールビジネスを立ち上げる際の「タネ銭」になります。「四分の三」は言うに及ばず、「二分の一」や「四分の一」であっても、貯金を開始した直後は非常に苦しくなります。一体どうやって生活していけばよいのか途方に暮れるかもしれません。

しかし、国税庁が発表している民間給与実態統計調査（2014年）によると、日本人の平均年収は415万円です。ほとんどの医師はこの平均年収を大幅に上回っているはずです。それにも関わらず、貯金できないのは給料が少ないせいだというのは、単なる言い訳に過ぎません。給料天引き貯金のよいところは、あまり深く考えなくても消費を抑制することが可能な点です。なぜなら、財布の中にお金があまり入っていないので、使いたくても使えないからです。例えば、独身の方の場合、住居費を除くと1か月20万円以内で暮らせるはずです。地方なら10万円程度で生活可能なこともあります。ここまでストイックになる必要はないかもしれません。しかし、慣れればこの程度の金額でも、十分に暮らしていくことができます。ちなみに、私は卒後7年目までは、住居費を除いて月10万円で生活していました。そして、残りのお金をすべて貯金していたので、かなり早いペースでお金が貯まったことを覚えています。

まずは1000万円が目標

やみくもに貯金するだけでなく、当座の目標貯金額を設定すると張り合いが出ます。そして、目標とする金額は1000万円が妥当だと思います。1000万円という数字に論理的な根拠はありません。しかし、私が経験から得た感覚では、1000万円の壁は、最初に乗り越えるべき心理的なハードルです。経済的に自由な状況へ到達するためには、いくつもの高いハードルを越える必要があります。その中でも、タネ銭作りは最初で最大のハードルです。ほとんどの人がこのハードルを越えることができずに、経済的自由への道をあきらめます。しかし、ここである程度まとまったタネ銭をつくることができれば、そのこと自体が大きな自信につながります。

医師の給与体系の特徴は、前述したように他職種と比べて若い時から高給であることです。このため、同じ30歳であっても、一般企業に勤める方と比較して、手取り収入がかなり多いです。このことは、タネ銭づくりに極めて有利に働きます。医師であれば、一般企業に勤める方からは想像もできない金額を貯蓄していくことが可能です。このような素晴らしい給与体系の特徴を生かさない手はありません。ほとんどの若手医師には、将来のことを考える機会がありません。このため、ただ漫然と日々散財している印象を受けます。少し意識改革するだけで、状況を劇的に変化させることができます。

このため、一般企業に勤める人と比べると、タネ銭作りという最大のハードルを越える可能性が高いのです。このことは、医師にとっての大きなメリットであるとともに魅力だと思います。

POINT

▼ **経済的に自由な状況を目指すなら、今すぐ散財を止めて貯金を始めよ**

▼ **1000万円の貯金が最初のハードル。医師であるあなたなら、収入の「二分の一」いや「四分の三」でも貯金に回せるはず**

第2の階層で採るべき手法

税制を知って最初の枠組みを設計する

資産形成を実践する際には、事前の枠組みづくりがとても重要です。なぜなら、いったん計画が進み始めると、後から枠組みを修正するためには大きな労力と費用が必要だからです。例えば、私は不動産投資を行うにあたって、次のような枠組みを設計しました。

- **収益1棟マンションや収益1棟ビル　…　法人名義で購入**
- **築古木造戸建　…　個人名義で購入**

不動産購入に際して法人と個人を使い分けているのは、購入目的もさることながら税制上の問題点をクリアするためでもあります。仮に収益1棟マンションを個人名義で購入すると、物件数が増えるにしたがって税負担が重くなっていきます。法人・個人とも、税負担が増えることに変わりはありませんが、税負担の増加率には大きな差があります。医師の場合、個人名義で購入すると税負担が重くなってしまいます。個人名義で購入すると、医師としての給与所得と不動産所得が合算されてしまうからです。日本の個人所得税は累進課税です。このため、医師は給与所得でたくさんの税金を徴収されています。ここから更に不動産所得が合算されるのですから、税負担の増加率が半端ではないのです。逆に法人税は、2段階のフラットな税制です。このため、医師のような高額所得者にとって、収益1棟マンションや収益1棟ビルを購入するのは法人名義の方が有利なのです。ただし、何の実績もない段階では、法人で購入するよりも個人で購入した方が、銀行からの融資を受けやすいです。しかし、安易に個人で物件を購入してしまうと、その後の資産拡大期に税負担の重さで苦労することになります。

一方、築古木造戸建は、個人で購入することが必須です。その理由は、築古木造戸建の購入目的のひとつは減価償却による個人所得税の節税効果であることと（詳しくは128頁参照）、長期譲渡所得税や贈与税と個人所得税の差による出口戦略での節税効果を見込めるからです。仮に、これらの不動産をそれぞれ逆の名義で購入してしまうと、それを修正するためには大きな費用負担が発生します。一般的に、資産家は相続対策で苦労しています。しかし、最初の段階で税制を考慮した枠組みづくりができていれば、相続の段階で苦労する事態には至らなかった事例が多いことも事実です。このように、資産形成の最初の段階では、税制を考慮した枠組みづくりがとても重要となります。

税制による保険

私は新規の投資を検討する際、損失が発生した場合の税制での規定を必ず確認しています。例えば、株式や不動産の譲渡損失を損益通算などで緩和できないか等を必ず確認するのです。税制は個人と法人でかなり異なるため、同じ投資対象であっても主体が何者かによって税制面では異なるルールが適応されます。このため、事前に税制面での入念な調査が必要なのです。投資対象の損失を税制面で緩和できるのであれば、それだけ攻めの姿勢を前面に押し出すことが可能です。つまり、税制面で損益通算できることは、非常に有効な投資の保険なのです。

一般的には、個人よりも法人の方が税制面で有利です。しかし、不動産投資信託（REIT）の分配金は個人では分離課税なのに、法人では損益不算入の適用がない等の例外があるので油断できません。このため、新しい分野の投資を行う場合には、そんなことは知っていると高をくくらずに、謙虚な気持ちで税制を確認する必要があります。そして、損失発生時に税制面での補填が得られる工夫を施すべきだと思います。代表的な税制面での投資の保険は、高額所得者が実践する築古木造戸建投資です。物件購入時に少し工夫をするだけで、強力な税制面でのサポートを得ることができます。医師のような高額所得者なら、物件価格の5分の1〜4分の1を税金で補填（＝割引）することが可能なこともあります。

不動産だけではなく、金融資産でも税制面でのメリットを享受できます。私は、株式運用をメインにしたクローズドの任意組合に加入しています。管理者は元ファンドマネージャーです。この任意組合は、マーケットのトレンドに逆らわず、好業績で株価が好調な少数の銘柄にレバレッジを掛けて買い上がるという方針を掲げています。管理者の力量に問題はないものの、投資に絶対はあり得ません。

そして損失が発生した場合でも、税制を利用して損失をある程度カバーできることを確認しています。今回の任意組合の税制はパススルー課税となり、個人で投資する際は主に譲渡所得となります。そして、損失が発生しても3年間の繰り越しが認められるのです。これは大きな投資の保険です。

税制を用いて、資産形成における防御力を高めることは可能です。この高まった防御力を用いて、海図のない投資分野での戦いを、できるだけ有利に進めていきます。このような考え方が、堅実な資産形成を行う上で重要だと思います。投資の神様と言われている米国のウォーレン・バフェット氏は、次のような名言を残しています。

- ルール1　絶対に損をするな
- ルール2　絶対にルール1を忘れるな

投資を行う上で、損失を100％回避することは不可能です。しかし、損失が発生した場合でも、被害を最小限に抑えることは可能です。その目的を達成するための手段として、税制は有効なことが多いです。このため、税制を熟知することは、投資に保険を掛けることと同義なのです。

POINT

▼資産形成においては、税制に則した最初の枠組みづくりをすることが大切

▼税制を熟知することは、あなたの投資に保険をかけること

第3の階層で採るべき手法

社会での立ち位置

資産形成を行う上で、超過利潤を常に念頭に置いておく必要があります。超過利潤とは経営学用語のひとつで、正常な利潤を上回る利潤を指します。例えば、新技術の採用や新商品の開発によって、供給が独占状態となることがあります。競争相手の参入が制限されているので、価格を値上げすることができます。このようなケースで、通常の価格よりも値上げした部分が、超過利潤なのです。法人の経営戦略では、超過利潤を得ることを目的とするケースが多いです。そして、この考え方は、個人レベルでも重要な事柄だと思います。個人レベルでの超過利潤を簡単に言うと、損得勘定だと思います。

勤務医の例を考えてみます。給与の多寡は、小規模な私立病院＞公的病院＞大学病院 です。提供している医療の水準と給与面での比較では、小規模な私立病院がコストパフォーマンスに優れています。一方で、大学病院の割の合わなさは特筆されます。こうなる理由はたくさん考えられます。大きな原因のひとつは、大規模な公的病院では、コメディカルサイドに超過利潤が発生していることです。そして、その皺寄せが、医師に来ているのです。コメディカルの超過利潤は、医師から利潤を搾取す

JCOPY 498-04842

ることで成り立っています。もちろん、大学教授などは逆に超過利潤を得ています。ですから、すべての医師が搾取されているわけではありません。

このように、超過利潤は他人の利潤を搾取することで成り立つことが多いです。搾取というと悪いことのようです。しかし実際には、お互いがいろいろな場面で、無意識のうちに利潤のやり取りをしています。個人レベルで考えると、超過利潤を得る側に立つことがベストです。少なくとも超過利潤を与える側には、できるだけ自分の身を置かない方が望ましいです。私は、世の中の経済行為について、常に誰から誰に利潤が流れているのかを観察しています。そして可能な限り、超過利潤を与える立場に身を置くことを避けています。例えば、私が「他人に超過利潤を与えることになる＝搾取されている」と考えている行為は、次のごとくです。なお、カッコ内は超過利潤の流れです。

- 大規模な公的病院に勤める（医師→コメディカル、大学病院では医局幹部も含む）
- 新築マンションを購入する（消費者→マンション業者、中古住宅を購入する人）
- 新車を購入する（消費者→自動車会社、中古車を購入する人）
- ルックスと年齢だけで生涯の伴侶を選ぶ（自分→生涯の伴侶）

逆に、超過利潤を得る行為は、次のごとくだと考えています。

- 小規模な私立病院に勤める（大規模公的病院の勤務医→小規模私立病院の勤務医）
- 開業する（大規模公的病院の勤務医→開業医）
- 割のよいアルバイトをする（常勤医→アルバイト医師）
- 中古住宅を購入する（新築住宅を購入する人→中古住宅を購入する人）
- 中古車を購入する（新車を購入する人→中古車を購入する人）

かなり偏見が混じっているため、気分を害された方もいるかもしれません。しかし、この世の中では、注意していないと知らぬ間に搾取される側に立っていることが多いです。搾取される側に立つと、本来得ることができるはずの利益を、どんどん他人に貢いでいることになります。このため、少なくとも搾取される側には立たないように、注意を払うべきだと考えます。

医師の場合、超過利潤が発生する瞬間が主に2つあります。勤務先を選択する時と、大きな買物をする時です。若い時の勤務先の選択は、未来への投資と割り切ることも必要です。しかし、卒後10年以降の収穫期に入った医師は、働き方や勤務先に関しては慎重に検討するべきだと思います。そして、自宅や自動車などの大きな買物を行う際にも、注意する必要があります。常に、超過利潤を与える立場にならないように心掛けましょう。超過利潤は目に見えないので軽視しがちです。しかし、金額が大きいことが多いので、人生を左右するほどの大きな影響を及ぼします。少なくとも資産形成を行う上では、超過利潤を与える状況に追い込まれることだけは、避けるべきだと思います。

JCOPY 498-04842

そして、資産形成を行う上で、もうひとつ重要なことがあります。それは、**最も適した時期に最も適した場所に居ること**です。例えば1990年のバブル経済期に日本の不動産市場に参入することは、最も適した時期に最も適した場所に居るという戦略を完全に外していました。このため、何をしても成功する確率は極めて低くなってしまいました。逆に1990年代後半に米国の投資銀行に就職することや、2009年に株式市場に参戦することはどうだったでしょうか？　これらの例は、最も適した時期に最も適した場所に居ることでした。このため、いずれも素晴らしい結果を出すことができました。スイートスポットにはまると素晴らしい結果を比較的容易に出すことができます。今の自分は、最も適した時期に最も適した場所に居るのかを常に考えるようにしましょう。ただし、実際問題として最も適した時期に最も適した場所に居ることは判断しにくいです。一方、最も適した時期に最も適した場所に居ないであろうことは、比較的容易に分かる可能性があります。少なくとも、自分がここに居ては超過利潤を収奪されると感じる場所には、身を置かないことが大事だと思います。

安全地帯に居るメリット

次に、安全地帯に身を置いて資産形成を行うことの重要性をお話ししたいと思います。地政学的にみた米国の強さをご存知でしょうか？　米国は、2013年まで世界の警官の役割を果たしてきました。このような芸当が可能だったのは、圧倒的な経済力と軍事力を保有していたからです。そして、米国が世界に影響力を発揮できたもうひとつの理由として、地政学上のリスクが少ないことが挙げられます。米国が存在する北アメリカ大陸は、ドイツ・イギリス・フランスなどの大国のある欧州や、ロシア・中国・インドのあるアジアからも遠く離れており、近くに米国の安全を脅かす国は存在しません。この地理的な有利さのおかげで、世界中で勃発する紛争を遠くから監視して、パワーバランスを崩しかねない存在が現れた時に徹底的に叩くという外交スタイルを堅持してきました。つまり、北アメリカ大陸という安全地帯に居るおかげで、外界に対して非常に有利な立場を確保しているのです。

個人レベルでも、現実世界の成功例を参考にしない手はありません。私たち医師は、国民皆保険制度と国家による需給コントロールに守られた安全地帯で暮らしています。米国の地政学的リスクと同様に、(現時点では)経済的リスクが小さいと言えます。このため、米国のように外界の動きを安全地帯から観察して、チャンスが現れた時にリスクを取って挑戦するスタイルは、大きな成果を生むことを可能にします。基本的に医師は安全地帯の住人なので、多少のリスクを取っても生活を脅かされる心配はありません。そして、安全地帯の住人だからこそ、果敢にリスクを取ることが可能なのです。私の場合も、自分が安全地帯で暮らしているという安心感がベースにあります。そして、知り合いからの情報や日々のニュースの中で、チャンスを感じた時に思い切って勝負します。次の4つは、私が経済的リスクを取ることができる偽らざる心情です。

- 安全地帯に居るから、危機の際に暴落する金融資産に買い向かえる
- 安全地帯に居るから、不動産の買付けを即断できる

- 安全地帯に居るから、気楽にスモールビジネスを立ち上げられる
- 安全地帯に居るから、気軽に１件20万円以上する知的財産権を取得できる

精神的余裕のない状態では、さすがに右記で挙げたような経済的リスクは取ることができません。私の感覚では「人生を賭けて起業する」「損を取り返すために追い詰められて投資する」などあり得ません。精神的な余裕があるからこそ、適度なリスクを取れるし冷静な判断もできるのです。安全地帯に居ることは、人生を楽しむことや資産形成を行う上で非常に有利です。安全地帯に居ることに気付かず惰眠を貪るか、果敢にリスクを取りに行くかはあなた次第だと思います。

いかに安く買うかがポイント

資産形成の鉄則は「買値で投資の収益性は決まる」です。いかに安く購入するかで、資産形成の成否が決まると言っても過言ではありません。この問題を解決するため、私は**不動産ではドミナント戦略を、金融資産では超長期逆張り投資戦略を選択**しています。不動産投資は、同じエリアに所有物件を集中させるドミナント戦略です。これに対して、金融資産投資は世界中の市場性のある投資対象の中で、アノマリー(4)の発生を探し出す戦略です。これらの投資戦略を採用した理由は、医師には自由にできる時間があまりないためです。

不動産のドミナント戦略では、立地と税制を重要視します。一方、金融資産投資では資金投入タイ

ミングとセクターを重要視しています。両者に共通する点は、買値で投資の収益性は決まることです。それぞれの投資特性から、不動産投資は極めて地域限定色が強いです。このため、自分の得意エリア（およそ数キロ圏内）以外では圧倒的な結果を出すことは難しいと感じています。

これに対して金融資産投資は、エリアなどは全く不問です。仮に投資対象が南米やアフリカであっても、そこに市場性のある金融商品があれば結果を出すことは可能です。更に自分がどこに住んでいるかさえ問題になりません。厳密には税制の問題があるので、多少は居住地域の縛りがあります。しかし、基本的には自分の居住地域や投資対象エリアは不問なのです。

このように考えると金融資産投資技術は、意外にも世界中で通用する技術であることが分かります。そして、金融資産投資手法にはたくさんの種類があります。いったん自分に合った手法をマスターすると、インターネットにつながる環境であるかぎり、場所を選ばず世界中のどこででも生活していくことが可能です。医師をリタイアしても、自分の経験に裏付けられた金融資産投資技術を身に着けているとメシの種には事欠きません。少し金融資産投資を美化し過ぎかもしれませんが、いかに安く買うかは資産形成においてとても重要です。この難問を解ければ、きっと人生の幅が広がると思います。

このように、資産形成や投資においては買い値がすべてです。不動産や金融資産を購入するタイミングは、景気が悪くて先が見通せない時期が理想的です。例を挙げると、政治が混乱していた民主党

（4）ある法則や理論から見て異常、または説明できない事象のこと。

政権時代は、最高の買い時のひとつでした。たしかに、政治の混乱のため世相が非常に暗かったです。しかし、私のような投資家にとっては理想的な時代でした。あの冬の時代にも、今が買い時と思っていた方はたくさんいたと思います。しかし、そうは思っても、実際にはほとんどの方が買えませんでした。企業オーナーや経営者は、個人投資家の中では大きな購入能力を持つと思われる代表格です。一般人と比べて大きな資力を持っていますが、そんな彼らでさえも買うことができません。なぜなら、自分の経営している会社の業績が振るわない時に、虎の子の資金をいつ上がるとも知れない市場につぎ込む気にはとてもなれないからです。また、一般の会社員も、市場が低迷している時は不景気で給料は上がらないしリストラの危険性もあるため、不動産や金融資産を買うほどの金銭的・精神的余裕はないことが多いです。

しかし、経済の動きと連動しにくい収入源のある人たちにとっては大きなチャンスです。医師などの医療関係者は、このような景気に左右されにくい代表的な人種です。収入が景気に左右されにくいので、相場が停滞している時にも金銭的・精神的余裕があります。したがって、少し勇気を出すだけで低迷する不動産や金融資産を底値で拾うことが可能になります。金銭的・精神的に余裕のある医療関係者は、一般事業に従事する方と比べて非常に有利な立場にいます。このおかげで、景気変動の波を資産運用に最大限生かすことができるのです。

POINT

▼超過利潤を与える立場になることを避ける
▼最も適した時期に最も適した場所に居ることを心掛ける
▼安全地帯に居ることのメリットを生かせ
▼収入が景気に左右されにくい医師だからこそ、相場停滞期にもリスクがとれる

第4の階層で採るべき手法

コア・サテライト戦略

資産運用にはさまざまなジャンルがあります。一般的には、金融資産と不動産を用いた資産運用がメジャーです。医師の中にも、金融資産や不動産を既に所有している方が多いと思います。しかし、残念ながら両資産ジャンルとも儲からない資産を所有している方が多いのが現状です。儲からない資産の代表として、金融資産であればトヨタ・ソフトバンクといった「話題の株」や日本マクドナルドホールディングスなどの「株主優待目的の株」、そして毎月分配型投資信託や「旬」のテーマを扱った投資信託などが該当します。一方の不動産に関しては、30年一括借上げの新築ワンルームマンションが圧倒的な横綱です。そしてノンバンクでしか融資がつかない地方の収益1棟マンションも儲からない資産に該当します。上で挙げた儲からない資産を購入してしまう人に共通しているのは、一貫した投資戦略が欠如している点です。そして儲からない資産を購入するに至った共通点は、他人に購入を勧められたことです。私の経験上、本当に収益性の高い資産は、苦しみの中で購入したり、融資を含めて購入することが非常に難しいものばかりでした。簡単に手に入れることのできた優良資産は皆無です。

少し話が脱線しましたが、一貫した投資戦略は資産運用で成功するために極めて重要です。そして、私の場合はコア・サテライト戦略を採用しています。コア・サテライト戦略とはポートフォリオを「攻め」と「守り」に明確に分割し、効率的に運用する手法です。世界中の多くの機関投資家が採用している戦略で、個人投資家でも採用可能です。具体的には、運用資産の中心的な部分（コア）では安定性を確保します。そして、残りの一部資産（サテライト）では、比較的高いリターンを目指して運用する戦略です。このように、資産をコアとサテライトに分けることで、資産全体として過度のリスクを取ることを回避しながら、リターンの上積みを狙うことができます。一般的にはコア部分はインデックスファンド(5)などで低コストで幅広く分散投資します。一方、サテライト部分は個別銘柄などの収益性のより高いリスク資産へ投資することが多いです。

ただし、機関投資家やファイナンシャルプランナーの言うコア・サテライト戦略は、金融資産運用だけの戦略です。私は、この考え方は非常にもったいないと思います。せっかくなら自分の存在すべてに広げるべきです。つまり、人的資産・金融資産・不動産の3大資産全体でコア・サテライト戦略を採用すると、資産運用がより効率的になります。ちなみに私たち医師の場合、人的資産とは医師免許のことです。私は、医師の資産運用におけるコア・サテライト戦略は、次のような内容が最適解だと考えています。

（5）日経平均株価や東証株価指数（TOPIX）などの株価指標と同じような動きをするように作られた投資信託の一種。購入時や保有時にかかる手数料が、他の商品と比べて低いのが特徴。

- コア …………… 人的資産・不動産
- サテライト … 金融資産

医師免許からもたらされる安定的な医業収入、および安定性のある不動産からの賃料収入をコアに据えます。そして、金融資産を運用して超過収益を得ることを、サテライトに位置付けるのです。現時点では「医師免許＝鉄板の現金収入」です。また、物件の経年劣化による賃料下落圧力はあるものの、不動産からのキャッシュフロー（賃料）は基本的に長期固定です。一方、金融資産に関しては、比較的安定的と言われる先進国株式であっても、資産価値が2倍になったり2分の1になったりすることも珍しくはありません。もちろん、不動産の資産価値に関しては金融資産同様に変動率が大きいです。しかし、物件価格が高額であることと流動性が低いことから、資産運用戦略ではコアに分類するべきでしょう。医師免許をベースにした人的資産＋不動産収入の安定性をコアにして、サテライトとして金融資産運用である程度のリスクを取るという戦略は、医師の資産運用の勝ちパターンなのです。ここで、私のコア・サテライト戦略を提示したいと思います。私のコアは、不動産と医師免許をベースとした私自身の人的資産です。人的資産の評価方法は難しいので、ここでは不動産のみを評価対象とします。時価評価ベースでの私のコア・サテライトの比率は、左記のごとくです。

コア（不動産）：サテライト（金融資産）＝5：2

人的資産がゼロ評価なので、実際のコア・サテライト比は8：2ぐらいになると考えています。一方、サテライト内でのポートフォリオはどのような状況でしょうか。前述したように、サテライトではリスクを取ることが可能です。私は毎月月末に金融資産の時価評価を行っています。私の2016年7月末現在の金融資産のポートフォリオは次のごとくです。もともと日本円（現金）の比率は低かったのですが、2013年以降は有望な投資対象が少なくなったため比率が上昇しました。

- 日本株式……50%
- 日本円……25%
- 外貨……15%
- 海外株式……10%

金融資産ポートフォリオの中で、最大の割合を占める日本株式のポートフォリオは次のごとくです。

その他の銘柄は、2002～2003年ごろに購入した日本の大型優良株です。

- J-REIT……65%
- 電力株……15%

JCOPY 498-04842

●株主優待株……5％
●その他……20％

このポートフォリオは非常に過激な構成だと思います。一般的なファイナンシャルプランナーが推奨する理想的なポートフォリオと比較すると、極端な集中投資を行っているため評価の低いポートフォリオの典型例です。しかし、医師の背景を考えると、むしろ理想的なポートフォリオだと考えています。なぜなら前述したように、勤務医・開業医を問わず、「日本の医師免許＝日本円資産」と見なすべきだからです。この観点に立つと、金融資産のポートフォリオを株式や外貨などのリスク資産100％にしても問題ないのではないかと思うほどです。

もちろん、1年分の生活費程度の現金は確保するべきです。しかし、医師免許などの人的資産を含めたポートフォリオを考えると、このような考え方もあながち間違いではないと考えます。現在の私のポートフォリオは、純粋な金融資産だけではなく医師免許を含めた人的資産も考慮した考え方をベースにしています。なお、「日本の医師免許＝日本円資産」を担保するためには、自分を被保険者とした生命保険が必須だと考えます。

能動的な複利運用

利息の計算方法には「単利」と「複利」の2種類があります。単利は当初の元本に対してのみ利息が付く計算方法であるのに対し、複利は期間中に受け取る利息を元本に上乗せして、それを新たな元本として利息を計算する方法です。例えて言うと、雪の玉をコロコロと転がすと、その雪の玉に雪がどんどんついていき、どんどん大きくなっていくようなものです。複利効果を上手く利用すると指数的に増加するため、資産形成において複利効果を利用することは非常に重要視されています。そして、資産形成における複利効果を極大化するためには、次の3つの条件を心掛ける必要があります。

- **初期元本が高額であるほど複利効果は生じやすくなる**
- **運用利回りが高いほど複利効果は大きくなる**
- **運用期間を長く取る**

理論上は複利効果は絶大な力を持っています。しかし、2015年12月30日付の日本経済新聞に、現実社会で複利効果が有効なのか否かについての非常に興味深い記事が掲載されていたのでご紹介します。

新潟貯蓄銀行（新潟市、現第四銀行）が1915年（大正4年）に募集した「超長期」の100年定期預金が2015年に満期となり、預金証書を受け継いだ子孫から同行へ問い合わせが数件あった。預けた金額の300倍超になる計算だが、貨幣価値の下落により受け取れる金額

JCOPY 498-04842

は「すずめの涙」にしかならないという。

第四銀行によると、100年定期預金は大正天皇の即位の大礼を記念し募集された。利率は年6％の複利で、1円預けると100年後には339円になる。第1次世界大戦で輸出が伸びた好景気の影響もあり「他の銀行でも同様の募集があったのでは」としている。

近現代日本経済史に詳しい橋野知子神戸大教授によると、当時の初任給は小学校教員で10〜20円程度という。

15年秋ごろ「父の遺品を整理していたら、満期になる証書が出てきた」と同行に問い合わせがあり担当者が調査。「証書は有効だが、解約しても額面の数字しかお支払いできない」と回答した。現在の貨幣価値は当時の数千分の1以下になっており、多くの場合、わずかな金額にしかならない。問い合わせた人たちは「記念に保管します」などと話したという。


現在では他に類を見ない100年定期預金は、大正天皇の即位の大礼を記念して募集されたそうです。当時は、第1次世界大戦で輸出が伸びた好景気の時期でした。当初1円預けると、利率6％／年なので100年後の満期時は339円です。単純計算で預入金額の339倍になる計算でしたが、通貨価値下落によって満期金額の通貨価値は激減しました。当時の小学校教員の初任給は10〜20円程度なので、100年前の1円は現在の1〜1・5万円の通貨価値があったようです。しかし戦後のインフレのために通貨価値はほぼゼロになりました。

資産形成の書籍を紐解くと、必ずと言っていいほど複利効果の有効性が強調されています。しかし、複利効果の有効性は、元本の価値が維持されていることが前提です。そして、現実社会では超長期に渡って元本の価値が維持される可能性は極めて低いです。これは機軸国通貨である米国ドルであっても例外ではありません。このため、私は超長期での複利効果は机上の空論だと考えています。単純に銀行預金や債券の複利効果のみで、資産形成が可能であるというおとぎ話は信じるべきではありません。

それでは、資産形成において複利効果は全く無意味なのかというと、そうではないと思います。単純に機械的な数字上の遊びによる複利効果は机上の空論です。しかし、能動的に資金を動かすことによる擬似的な複利効果は有効です。いや、有効という控えめな表現ではなく、**金融資産投資や不動産投資まで含めた能動的な複利運用こそ資産形成の中心に据えるべき戦略**だと考えています。

POINT

- 医師免許と不動産が医師の資産運用戦略のコア
- 日本の医師免許は最強の日本円資産
- 超長期での複利効果は机上の空論。能動的な運用戦略を

2 金融資産投資―超長期逆張り投資

自分に合った投資手法を選択する重要性

金融資産投資には、さまざまな種類の投資があります。株式投資やＦＸが一般的ですが、その他にも商品（コモディティー）や債券投資もあります。また、投資期間で言うと、年金運用のような20～30年の超長期投資、５～10年の長期投資、１年未満の短期投資、１日で完結させるデイトレード、数分で勝負するミニッツトレードまで多彩です。更に、世界中の優良資産に分散投資する国際分散投資、企業価値を重視するファンダメンタルズ投資、チャートを判断材料にするテクニカル投資、有望な業界全体に投資するセクター投資など、まだまだたくさんの種類の投資手法があります。

無数にある投資手法の中から、自分がどの投資手法を選んでいるのか、そしてその選択理由は何であるのかを理解しておくことはとても重要です。一般的な個人投資家は、投資手法を選択するという概念自体が欠落しています。その時の雰囲気で適当に売買していることがほとんどです。しかし、これでは投資はうまくいきません。**投資手法を選択するポイントは、投資の目的と投資のために割くことができる時間です**。私たち医師は極めて多忙です。このため、市場がオープンしている間はモニターに張り付いていなければいけないデイトレードやミニッツトレードは医師には不向きと言えます。

金融資産投資では、たくさんの選択肢の中から自分に合った投資手法を選択する必要があります。そして自分に合った投資手法を選んだ後は、その投資手法を堅持します。それ以外の投資手法は忘れ去るぐらいの気持ちが必要です。例えば、米国の著名投資家ウォーレン・バフェット氏にはバフェット氏の投資手法が、ジョージ・ソロス氏にはソロス氏の投資手法があります。両者とも非常に成功した投資家ですが、両者の投資手法での共通点はありません。異なる投資手法間で両立するノウハウは、ほとんどないのが現実です。医師が金融資産投資で成果を出すためには、時間をあまりかけなくても問題のない投資手法を選択し、その投資手法を徹底的に実践することが重要なのです。

POINT

▼**時間のない医師に合った投資戦略を選択し、それを堅持することが肝心**

医師にお勧めの超長期逆張り投資

限られた時間で結果を出すために

前項で述べたように、金融資産投資では自分の投資方針を決めておく必要があります。流れに身をまかせるだけでは、ほぼ確実に資金をなくしてしまいます。実際、株式市場に参加している個人投資家の80％は損失を抱えていると言われています。では、医師に適した金融資産投資の投資手法は何でしょうか？　投資手法を選択するポイントは、何度も言うように投資の目的と投資のために割くことができる時間です。極めて忙しい医師でもハンディなく結果を出すことができる投資手法を選択する必要があります。私は、さまざまな投資手法を試してみた結果、忙しくて金融資産投資に時間を割くことが難しい医師にとって、財務状態が良好で破綻懸念の低い投資対象への逆張り投資を基本とするスタイルが最も合っているという結論に達しました。

経済の趨勢が下降線をたどっている日本において、逆張り投資を推奨する人は少ないですが、やり方を間違えなければリスクは比較的少ない方法だと考えています。投資期間は、10年を超える超長期を基本的としています。つまり、私が推奨する金融資産の投資手法は、財務状態が良好で破綻懸念の低い投資対象への超長期逆張り投資です。そして、医師免許をベースにした人的資産と、不動産からの安定収入を利用して金融資産投資を敢行します。一方、短期投資では機関投資家と個人投資家の力量の差は歴然としています。圧倒的な力を持つ機関投資家と同じ土俵で勝負しないためにも、個人投資家は超長期逆張り投資を実践することを推奨します。具体的には、市場が崩落して資産価値が割安になるのを、5年でも10年でも待つ投資手法です。

実践するのは難しい

財務状態が良好で破綻懸念の低い投資対象への超長期逆張り投資は、理論的には勝率が高くて手堅い投資手法です。しかし、実際にこの投資手法を敢行することは容易ではありません。それは次に挙げる理由のためです。

- チャンスが到来するまで待ち続けることができない
- どこまで価格が下落するか予想できないため、精神的に持ちこたえることができない

市場環境がよい時期に金融資産投資を始めると、その楽しさにハマってしまうことが多いです。放っておいてもどんどん利益が増えるので、逆張り投資に方針転換してチャンスが到来するまで待ち続けることなど到底できません。そして、ギャンブルをしている感覚になって自制心を失ってしまいます。最終的には、市場トレンドの転換によって大きな損失を計上してしまい、市場から退場すること

になります。一方、市場環境が極めて悪い時に投資を開始した場合は、精神を病んでしまいがちです。ここが底値だと思って投資を開始したものの、予想に反してどんどん下落するので精神的に耐えがたい状況に追い込まれます。私は何度も暴落する市場に買い向かっていますが、未だに精神的に大きな負担を感じます。一度でも逆張り投資で成功した経験をすると、何とか精神的に耐えられるようになりますが、ほとんどの人は途中で挫折することになります。このように、安値で投資する逆張り投資は手堅い投資手法に見えますが、実践は容易ではないことがお分かりいただけたと思います。

私が推奨する、財務状態が良好で破綻懸念の低い投資対象への超長期逆張り投資は、決して楽な投資手法ではありません。しかし世の中には楽して儲かるおいしい話はないと思います。特に、投資のために割くことができる時間の少ない医師は、その代償として精神的な負担をある程度受け入れざるを得ないのが現実です。そして、逆張り投資の精神的な負担に耐え切ったあかつきには、大きな利益を得る可能性が高いと考えます。

POINT

- ▼時間のない医師には、財務状態の優れた破綻懸念の低い投資対象への超長期逆張り投資がお勧め
- ▼お買い得時期を5年でも10年でも待つべし

私の金融資産投資歴

２０００年から２０１６年までの間に、私は６回の大きな金融資産投資を行っています。いずれも大きな下落相場の中を買い下がっていく逆張り投資の方針を堅持しました。そして、購入した金融資産は一切売却せずにすべて保有しています。

- ２０００～２００１年　外貨投資
- ２００２～２００３年　大型優良株
- ２００８～２００９年　Ｊ-ＲＥＩＴ
- ２０１２年　電力株
- ２０１５年　産金株（ニューヨーク株式市場）
- ２０１６年　欧州銀行株（ニューヨーク株式市場）

試行錯誤期

私の金融資産投資は、外貨預金から始まりました。２０００年に米国ドルを購入したのを皮切りに、

JCOPY 498-04842

2001年までの2年間で当時割安に放置されていた資源国通貨を中心に購入しました。具体的には左記の7通貨です。なお米国ドルに関しては、海外株式を購入する資金として利用しているのみです。

- オーストラリアドル
- ニュージーランドドル
- 南アフリカランド
- ノルウェークローナ
- 英国ポンド
- カナダドル
- シンガポールドル

今でこそ右記のマイナー通貨へ投資することは容易ですが、当時は購入できる金融機関を探すことが大変でした。日本で暮らしていると外貨とは米国ドルのことです。ところが、他のマイナー通貨は、米国ドルとは全く異なる値動きをするケースが多いことに気付きました。米国ドルは基軸国通貨であるため、圧倒的な流動性を保持しています。しかし、いくら超大国だからと言っても、米国特有のカントリーリスクと無縁ではありません。このことから、米国関連の資産だけを外貨資産として所有するのではなく、多通貨の通貨バスケットを組むことでカントリーリスクを低くする方針を堅持してい

JCOPY 498-04842

ます。

一方、株式に関しては2001年から投資を開始しました。今にして思えば投資ではなく投機だったのですが、当時は真面目に売買記録を付けながら株式市場と向き合っていました。2002～2003年には金融危機直前の状況まで悪化した日本経済を反映して、株価もバブル崩壊後の最安値まで売り込まれていました。この際に手持ち資金のすべてを投入して割安となった大型優良株を購入しました。2003年5月にりそな銀行に公的資金が注入されたことで相場が反転したため、その後は日本の株式市場での購入を停止しました。当時は、財務状態が良好な破綻懸念の低い投資対象への超長期逆張り投資という明確な概念を持っていたわけではありません。なぜ相場反転後に株式購入を停止したのかと言うと、一度信じられないほど低い株価で購入した株式を、購入価格よりも高い株価で購入する気になれなかったからです。

投資手法確立期

2003年以降は株式市場を傍観しているだけでしたが、2008年9月15日にリーマンショックが発生したことで状況が変わりました。同年10月9日にニューシティー・レジデンスというREIT(6)

(6) Real Estate Investment Trust. いわゆる不動産投資信託。J-REITは日本の国内法規を踏まえた日本版REITのこと。

が破綻したため、J-REIT市場が完全に崩壊してしまいました。三井グループの中核企業・三井不動産がスポンサーである最大手の日本ビルファンドも含めて、買い手不在の阿鼻叫喚の状況が出現したのです。2008年11月から2009年3月ごろまで、暴落し続ける約30銘柄のJ-REITに対して買い向かいました。2008年12月には早くも保有資金が底をつきましたが、毎月の給与所得および不動産からの賃料収入のすべてをJ-REIT購入に充てました。割安な銘柄に資金を集中的に投下することで、最大数に近いユニット数（株数）を買い集めることに集中しました。ひたすらユニット数を増やす目的は、分配金を受け取る権利をより多く獲得するためです。J-REITにかぎらず、リーマンショックから半年間はほとんどの投資対象で非常に高いリターンを得ることができました。しかしあえてJ-REITを選択したからこそ、現在も持続する潤沢なキャッシュフローを獲得する権利を得ることができたのです。

現在、J-REITは私の日本株式ポートフォリオ時価総額の半分程度を占めており、月々のJ-REITからの分配金のみで、最低限の生活をしていけるだけの金額（月額25万円）を2009年から継続的に得ています。また、大きな含み益もあるため、もし全銘柄を売却すれば自宅と所有する収益1棟マンションの融資を完済することも可能です。しかし安定的なキャッシュフローを得ることができる優良資産として、余程のことがない限り今後もJ-REITを保有し続ける予定です。

2008~2009年のJ-REITへの投資によって、私は財務状態の優れた破綻懸念の低い投資対象への超長期逆張り投資手法を確立しました。その後、2012年には電力株、2015年には産金株（金鉱山株・米国のニューヨーク市場）、２０１６年には欧州銀行株（米国のニューヨーク市場）への投資を敢行しています。

POINT

▼誰もが撤退する、断末魔の叫びを上げる市場にこそ打って出よ

JCOPY 498-04842

金融資産投資を行う時期

オリンパスは「買い」だったのか?

少し古い話題ですが、2011年7月にオリンパスの粉飾決算が明らかになった事件がありました。オリンパスが倒産すれば医療の現場にも大きな影響があります。このため、株式投資をしていない医師でもオリンパスの粉飾決算事件はご存知の方が多いと思います。私の感覚ではオリンパスは完全にクロであり、上場廃止は必定と思っていました。しかし、高い技術と市場シェアのある日本を代表する企業のひとつであったため上場は維持されました。結果的には上場は維持されたものの、事件当時は上場廃止の危険性の高まりとともに株価は暴落しました。その後のオリンパスは、上場廃止危機を乗り切って株価は上昇しました。

では、粉飾決算事件時にオリンパス株を購入しておくべきだったのでしょうか? これに対する私の答えは「否」です。確かに私は逆張り投資家なのですが、個別株を購入する際には、株価下落の原因を考えます。購入を検討する優先順位は次のごとくです。

①世界経済の危機

② 日本経済の危機
③ 個別業界の危機
④ 個別企業のスキャンダル
⑤ 個別企業の経営危機

最も安心して株式を購入できるのは①の世界経済の危機です。世界経済は、米国を含めた複数の国家レベルでの担保がなされているからです。②の日本経済の危機も、日本という国家の担保が得られているため、世界経済の危機のような複数の国家レベルの担保には及ばないものの安心できます。しかし、③の個別業界の危機になると、慎重に検討する必要があります。少し昔では消費者金融業界や光学フィルム業界、最近ではマスコミ業界など、産業構造の変化やイノベーションのために業界自体が縮小・消滅する可能性があるので注意を要します。④の個別企業のスキャンダルと⑤の個別企業の経営危機は、個別企業の問題です。このため、現実的には何の担保も得られていません。オリンパスのように復活する企業も中にはありますが、基本的には投資ではなく投機（博打）だと思います。

危機発生時の投資手法

世界経済の危機や日本経済の危機に起因する個別企業の経営危機の場合は、個別企業のスキャンダルや経営危機ではなく、世界経済や日本経済の危機という判断が適切な場合があります。例として挙

JCOPY 498-04842

げると、リーマンショック時のオリックスのようなケースです。私は投機を行う意志はないので、平時における個別企業のスキャンダルや経営危機の銘柄には近付きません。しかし、世界経済や日本経済の危機の際には、経営危機に陥った会社の株式を、勇気を出して複数銘柄買いにいきます。例えば、倒産のリスクが高い銘柄を10銘柄購入したとします。そのうち5銘柄が危機を脱することに成功すれば、株価は底値の2倍以上には上昇するケースが多いので、大きな利益を得ることが可能です。2008～2009年にかけて、私は危機に瀕したJ-REITの複数銘柄で上記の戦略を敢行しました。幸い倒産した銘柄はゼロで、すべての銘柄で株価は買値の3～5倍に上昇しています。

最後になりますが、個別企業のスキャンダルや経営危機に引っ掛かるリスクを取りたくない方はETF(7)がベストです。ETFなら、少なくとも個別業界の危機までに収まっているので、比較的安心できる投資対象と言えます。ただし、ETFの構成は時価総額の大きな銘柄の占める割合が高いため、効率的な投資とは言い難い欠点があります。このため、私自身はあまりETFへの投資は行っていないことを付け加えておきます。

POINT

▼世界経済の危機こそが投資の絶好のタイミング

（7）Exchanged Traded Fund. 上場投資信託。

投資判断を狂わす5つの心理効果

資産形成の中でも、金融資産投資は心理的な影響を強く受けます。金融資産投資で結果を出すためには、資金を投入するタイミングや銘柄選択は重要です。しかし、それ以上に自分の気持ちをコントロールすることが鍵となります。金融資産投資は、自分自身との戦いと言っても過言ではないのです。自分の気持ちをコントロールするためには、投資に際しての心理効果を知っておくことが重要です。そして、人の投資判断を狂わせる代表的な心理効果は、次のように5つあります。

① 損失先送り効果
② ブレーク・イーブン効果
③ 自信過剰バイアス
④ 現状維持バイアス
⑤ 心理勘定

①の損失先送り効果ですが、同じ金額なら利益よりも損失の方が心理的影響が大きいため、目先の

損失確定を避ける傾向にあります。含み損を抱えていても売却しなければ損失は確定しません。損失による心のダメージを回避したいがために、無意識のうちに投資対象を塩漬けにしてしまうケースが多いです。特に損失先送り効果が悪い影響を及ぼすのは、世の中の大半を占める順張り投資家です[8]。順張りを投資方針としている人は、損切りする勇気も必要です。

②のブレーク・イーブン効果は、損失を取り戻すために更にリスクを取る行動に出る傾向を言います。負けが込んでくると危険な賭けに出て致命的な損失を被ってしまうことが該当します。

③の自信過剰バイアスは、自分が勝ったのは偶然ではなく必然だと錯覚してしまうことです。成功体験があると自分の投資手法や銘柄選びの目利きに過度に自信をもってしまいやすいことが問題点です。

④の現状維持バイアスは、長期投資家が陥りやすい罠です。長期投資という名のもとに収益低迷に目をつぶるという行動をとりがちです。これは何かをしなかった時の後悔よりも何かをした時の後悔の方がダメージが大きいことが原因です。

⑤の心理勘定は、お金の出どころによってお金に色を付けてしまうことです。例えば競馬で大勝して得た収入は散財しがちですが、給与などの労働収入は大切に貯蓄することが多いです。値上がり益や配当などは散財しがちなので、お金の出どころによってお金の価値は変わらないことを再認識することが重要です。

以上の5つの心理効果は、投資判断を曇らせがちなので注意が必要です。特に自分なりの投資ルールをまだ確立できていない時期には、大きな影響を受けてしまいがちです。これらの心理効果の影響を受けないようにするために、投資ルールを確立すると言っても過言ではありません。自分の裁量だけで勝てるほど、金融資産投資は甘くはありません。この点は心に留めておく必要があります。

POINT

▼投資判断を狂わせる心理効果を知り、己を律すべし

（8）株価が上昇傾向にある時に買い、株価が下落傾向にある時に売る投資家。

JCOPY 498-04842

3 不動産投資─ドミナント戦略

不動産を所有する必要性

不動産は資産の王様

世界的に有名な不動産投資家であるドルフ・デ・ルース氏の著書に、『世界の不動産投資王が明かす お金持ちになれる「超」不動産投資のすすめ』（東洋経済新報社）があります。ドルフ・デ・ルース氏はこの書籍の中で、日本を含めて世界中の富裕層で不動産と関わりのない方はほとんどいないと述べています。彼自身が独学で富裕層研究を行った結果、次のような結論に達しました。

- 何らかの方法で富裕層に到達した後、資産の保全のために不動産を活用している
- 不動産経営（投資）を行い、財を築いて富裕層に到達した

このことに関しては、洋の東西や時代を問わず普遍の真実だと思います。昔から不動産は資産の「王様」として君臨しており、医師であっても経済的に自由な状況へ到達するためには、どこかの時点で不動産と向き合わなければなりません。磐石な経済的基盤を築き、そしてその資産を保全するためには不動産を所有することが必須なのです。

不動産投資のメリット

私が不動産所有を推奨するひとつの理由は、不動産経営はストック型ビジネスであることが挙げられます。ストック型ビジネスのストック（stock）は、蓄えるという意味です。ストック型ビジネスは、毎月決まった収入が入ってくるビジネスのことを言います。契約者が増えれば収益も増えていくので、損益分岐を越えると収益がどんどん増えていきます。ビジネスにおいて、新規顧客の獲得が最も難しいです。ストック型ビジネスでは一度顧客と契約を結んだり会員を確保すると、継続的な利益を得ることができるので収益が安定しやすいです。ストック型ビジネスの代表例としては、電力・ガス事業、鉄道事業、通信事業、医療事業が挙げられます。そして、不動産賃貸業も典型的なストック型ビジネスです。

一方、フロー型ビジネスのフロー（flow）は、流れという意味です。フロー型ビジネスはその都度の取引で収入を得ているスタイルのビジネスです。フロー型ビジネスの代表例としては、居酒屋やレ

JCOPY 498-04842

ストランなどの飲食店、コンビニエンスストアなどの小売店が挙げられます。フロー型ビジネスは各顧客との取引が一度きりであるため、その顧客からの継続的な利益は得られません。飲食店や小売店にはお得意さんがつきますが、契約関係を結んでいるわけではないので収入に継続性がありません。季節、ライバル店の存在、流行り廃りなどのさまざまな影響によって売上が増減します。契約や会員に限らないので縛りは少ないですが、収入が安定しにくいのがフロー型ビジネスの特徴です。

ビジネスモデルとしての安定度は、ストック型ビジネス＞フロー型ビジネス、となります。私たちが属する医療業界が安定しているのは、ストック型ビジネスであることも大きな理由です。ここまで見てきたように、ストック型ビジネスはとても魅力的なビジネスモデルです。しかし、ストック型ビジネスの代表例である電力・ガス事業、鉄道事業、通信事業に個人レベルで参入することは、巨額の資本・利権・ノウハウが必要であることから事実上不可能です。私が知る限り、クリニック開業を除いて最も参入ハードルの低いストック型ビジネスは不動産賃貸業です。不動産賃貸業のメリットはたくさんありますが、一度客付けしてしまえば何もしなくても毎月のように賃料収入が入ることが最大のメリットです。このように、不動産賃貸業はストック型ビジネスへの参入ハードルが最も低いビジネスモデルなのです。

更に不動産は時価で売却することも可能です。M&Aを通じて一般事業会社が売買されるケースは散見されますが、不動産のように市場が整備されているわけではありません。そういう意味では、不動産はお金が実物資産に変化したものと考えることも可能です。また、必要であれば不動産を売却しなくても、不動産を担保にして銀行から非常に有利な条件で融資を受けることもできます。このような理由から、不動産は資産形成を行う上で必要不可欠な存在と言えます。

不動産投資の注意点

不動産価格は高いため参入のハードルが高いです。このため、物件の目利き能力や不動産の運営能力をマスターする必要があります。医師の場合は高属性を利用できるため、その気になればいきなり1億円を超えるような収益1棟マンションを購入できることもあります。しかし、ほぼ満額に近い金額を銀行融資でまかなう場合には、うまく運営しないと破綻してしまう危険性が高まります。このため、不動産投資を行う場合には、事前にどのような種類の投資を行うのかを考えておく必要があります。一般的に不動産投資は、次のようなパターンに分類できます。

物件種類
- 1棟マンション
- 1棟ビル
- 区分所有マンション
- 戸建
- 駐車場

建物構造
- 木造
- 鉄骨
- 鉄筋コンクリート（RC造）

地　域
- 都市部
- 郊外
- 地方
- 海外

一部の戸建や区分マンション以外では少額の資金で開始することが難しいため、基本的には銀行融資を受けて物件を購入することになります。しかし前述したように、不動産経営の経験が乏しい状態で、いきなり巨額の銀行融資を受けると破綻する危険性が高まります。このため、私は自己資金で購入可能な低額の戸建物件から不動産投資を開始することが望ましいと考えています。そして、戸建物件を運営することで不動産経営の知識をある程度習得してから、より規模の大きな収益1棟マンション経営に挑戦するとよいでしょう。

POINT

- 不動産経営は医師の資産形成に必要不可欠
- まずは自己資金で購入可能な低額の戸建物件からスタートしてみよう

私の不動産投資戦略

多忙さをカバーする5つのポイント

金融資産投資と同様に、不動産投資においてもさまざまなスタイルがあります。それらの中から医師に最適の投資手法は何かを考えてみます。医師は高度専門職のため、時給単価が非常に高いです。仮に自分の時給単価を15000円(9)に設定した場合、この時給以下の雑務を行うべきではありません。例えばトイレのボールタップを交換するために、わざわざ自分が物件に出向いて交換しているようでは、お金を浪費していることに他なりません。やはり、医師であるからには医師の仕事を中心に据えるべきです。ここから導き出される結論は、不動産投資に割く時間とコストを極限まで小さくすることです。例えば、私の不動産投資戦略は次のごとくです。

① 立地がよい物件を取得する
② 自宅から徒歩圏内の物件を取得する（ドミナント戦略）

(9) 夜診アルバイト相場の30000円／2時間で換算。

JCOPY 498-04842

③可能なかぎり自動運転化する
④ランニングコストが安い物件を取得する
⑤立地に最適化した物件運用を行う

①の立地については不動産を購入する際に、最も注意するべき要素のひとつです。建物スペックはお金をかければある程度解決できますが、立地は自分の力ではどうしようもありません。このため、できるだけ好立地の物件を厳選して購入することにしています。人気の高いエリアの物件は利回りが低いものの、客付けに困ることが少なく手間がかかりません。

私の物件のほぼすべては、自宅から徒歩圏内にあります。住む・働く・学ぶ・遊ぶという各要素をすべて満たすエリアを厳選しています。そして、このエリアの中で戦うドミナント戦略を採っているのです。ごく狭いエリアに所有物件が集中しているため、大工・電気業者・内装業者・水道業者などの各種業者さんをはじめ、客付けをお願いする不動産仲介業者まですべて共通です。このため、規模のメリットが働きます。また、徒歩圏内の物件購入を基本戦略に据えていると土地勘の点で非常に有利です。新規物件がターゲットのエリア内で出た場合、現地調査に赴くまでもなく、即座に投資適格物件か否かを判断することが可能です。

基本的には所有物件に私が出向くことはほとんどなく、③の自動運転化を推進しています。それでも物件が徒歩圏内にあると、緊急事態の対処に困らない安心感があります。遠隔地の物件は、自分の目で確認することさえ困難です。

④のランニングコストとは、固定資産税や火災保険などの費用を指します。また、収益1棟マンションや収益1棟ビルは大規模修繕を行う必要がありますが、木造戸建であれば修繕費用は比較的安価に済みます。

不動産は立地が重要

このような4つのポイントを考えながら不動産経営を行っていますが、⑤の立地に適した物件運用も重要視しています。一般的な不動産投資家は、収益1棟マンション一本槍の方が多いです。彼らは銀行融資のつきやすい地方の収益1棟マンションを購入して急速に資産規模を拡大していきます。銀行融資を受けやすい収益1棟マンションを購入することが目的なので、物件の所在エリアは広範囲にちらばる傾向にあります。この場合、自分で所有物件をコントロールすることが難しくなります。また、土地勘に乏しいため、本当にお買い得な物件なのか否かの判断が難しくなります。表面的な数字だけお化粧された、どうしようもない物件を掴まされる危険性が高まるのです。

これに対して、私は投資対象エリアを厳選してから物件探しを行います。投資適格のエリア内であれば、立地の問題は最初からクリアされていますから、あとは割安な物件を探し出して購入するだけです。ただし、エリアを絞っているため、収益1棟マンションしか買わないと言っているようでは、いつまで経っても物件を購入することはできません。私はエリア内の割安物件であれば、基本的にどのような物件でも購入することにしています。このため、物件を購入してからその物件に最も適した利用方法を検討するのです。私の所有物件は左記のごとくですが、さまざまな種類の不動産を所有していることが分かると思います。共通点は、同じエリア内に存在するという1点だけです。

自宅近くエリア

- 収益1棟マンション
- ゲストハウス
- 貸家
- 貸作業所
- 区分マンション
- コインパーキング
- 月極駐車場

郊外エリア

- 収益1棟ビル
- 産業用太陽光発電施設

収益1棟ビルと産業用太陽光発電施設のみ郊外エリアですが、それ以外はすべて自宅から徒歩圏内に位置する物件ばかりです。そして、エリアの特性を知り尽くしているので、その物件の立地に最も適した用途で使用しています。この投資手法の欠点は、急速に資産規模を拡大することが難しいことです。早くリタイアしたいという一般的なニーズを満たさないため、実践する人は少ないです。

しかし、医師の中で早くリタイアしたいと考えている人はごく少数派だと思います。むしろ、破綻しないように安全・着実に資産形成したいと考える人が多いと思います。なお、地域に根差した老舗の地場不動産会社は、この手法で盤石な経営基盤を維持しているところが多いです。これらの勝ち組のプロ不動産会社の手法を模倣するのも、不動産投資において成功するひとつの方法だと思います。もし、あなたが居住している地域や実家のある地域が投資に値するエリアであれば、私のようにドミナント戦略を採用するのもひとつの選択肢かもしれません。

安全性を高める４つのポイント

私は、不動産の価値の源泉は立地だと考えています。基本的に立地と表面上の収益性は反比例します。しかし、表面上の収益性の低さは、安定した不動産利用価値の裏返しでもあります。好立地の不動産は収益性が低いものの、立地のよくない不動産と比べて安定経営を実践しやすいのです。そして、不動産投資を安全に実践するには普段のオペレーションも大事ですが、もっと大局的に考えることが必要です。それは最低でも10年以上の長い期間を生き残るためには、どのような対策が必要かという視点です。この対策として私は次の４点を心掛けています。

①自己資金比率を高める
②流動性を高める

③立地にこだわる
④換金が容易な規模の物件を複数所有する

ビジネスで破綻する原因のほとんどは資金ショートです。①の自己資金比率を高めることと、②の流動性を高めることで、資金ショートを起こす可能性を低下させることが可能です。そして、流動性を高めることは、潤沢な金融資産を保有することと同義です。このためには不動産投資手法だけではなく、自分に合った金融資産投資手法をマスターする必要があります。③の立地にこだわることは、超長期の期間で考えると絶対に外せません。今後は社会のあらゆる面で二極化が進行します。不動産投資でも勝ち馬（＝好立地物件）に乗ることは、集客の容易さ・資産価値の面で必須です。

④の換金が容易な規模の物件を複数所有することは、不測の事態が発生した時でも換金しやすい物件を所有することを意味します。長い人生の中では何が起こるか分かりません。大規模過ぎる物件は、経済が劇的に悪化して銀行融資が止まった状況下では、買い手の数が限られるため売却に対して不利になります。理想は現金客が存在する価格帯の物件の所有です。5億円の大型物件1棟よりも、1億円未満の小型物件5棟の方が不動産投資の安定性が増します。

医師だからできる都市中心部の不動産への投資

物件数が増えると管理が大変ですし、投資効率も低下します。効率よくオペレーションするなら少数の大型物件がベストですが、有事の対応を考えると売却の容易な小型物件を複数所有する方が安全だと思います。このような考え方をベースに、私は他の不動産投資家とは一線を画する不動産投資手法を敢行しています。一般的には次のような投資手法を採用する方が多いです。

- レバレッジを利用した郊外の1棟マンション投資
- 現金購入を基本とした郊外の戸建投資

しかし私は、自己資金を多めに投入しつつも銀行融資も利用して、都市中心部の土地を購入することを投資戦略に掲げています。土地への投資のため、購入対象となる物件種類を問いません。かなり資金力が必要なため、一般的にはならない投資手法です。しかし、医師免許と職業上の信用力という2つの大きな武器があれば、それなりの経験を積むことで実践可能な手法だと考えます。

あと、強調しておきたいのが、家賃収入だけでは儲からないことです。例えば1億円の鉄筋コンクリート造の収益1棟マンションをフルローンで表面利回10%で購入しても、年間200万円程度しか手残りがありません。このため現金を積み上げるには、物件の売却益を得ることが必須です。売却益を得ることを主目的とした不動産投資家は、私の周囲にもたくさん居ます。彼らは物件の売買を繰り返すことで、2~3年のうちに巨額の利益を叩き出しています。しかし、こうなってくると家主ではなく不動産業者に近くなります。私が15年以上かけて到達した水準を、たった2~3年でクリアしている方もいます。医療業界は、開業医と言えども日銭を集めるビジネスモデルなので、資産形成のスピードが遅いことは否めません。しかし、医師として医療業界で生きている私たちは、このような手法を採るべきではないと思います。物件の売買を繰り返して売却益を得る手法は、長期的に見ると安定性に欠けます。リーマンショックなどの大きな経済的変化が発生すると、高値掴みした物件を売却することができないため、倒産する不動産業者が続出します。プロの不動産業者でさえ、経済危機を回避することは難しいのです。医師にとっての不動産投資は、あくまで資産形成の一部であるべきだと思います。

POINT

- ▼医師の不動産投資戦略はドミナント戦略が最適
- ▼都市中心部の不動産への投資は、信用力ある医師だからこそとれる戦略

好立地の管理がダメな物件を狙え！

永守社長の企業買収戦略

日本電産の永守社長をご存知でしょうか？　日本電産は、精密小型モーターのシェアが世界一で、東証とニューヨーク証券取引所に上場しています。連結売上高１兆円・時価総額２兆８０００億円超で、その巨大企業を創業した永守社長は、自身が保有している自社株の時価総額だけで２４００億円を超える国内屈指の富豪です。猛烈な仕事ぶりや独特の経営哲学が異彩を放っています。特に、２０００年以降に海外企業を含めた40以上のＭ＆Ａ（企業の合併買収）をすべて成功させた手腕は圧倒的です。永守社長は再建型Ｍ＆Ａを得意としています。永守社長に関する著書や講演から分析するかぎりでは、再建型Ｍ＆Ａを成功させるポイントは次の２つです。

①日本電産に勝る「キャッシュになる技術力」を持っている
②儲かっていない原因が「マネジメントの問題」である

まず①ですが、技術もしくはウリとなる経営資源を持っている企業であることが再建型Ｍ＆Ａの最

JCOPY 498-04842

低条件です。この条件を持っていない企業に対してM&Aを仕掛けても100%成功しません。次に②ですが、M&Aで巨額資金を投下する際には、同時に多額の借り入れや株式発行などの資金調達を必要とします。このため、借り入れの返済や金利・配当負担が大きくなります。資金調達コストが大きいので、結果を出すことが急務となるのです。マネジメントを改善することで収益性を劇的に改善できる案件があれば、素早く確実に結果を出すことができます。つまり、素晴らしい技術やノウハウを持っているにも関わらず、当たり前のことを徹底できていない会社を対象とすることが、再建型M&Aの必勝パターンなのです。

再建型M&Aを不動産投資に応用する

なぜ、このような話をしているかと言うと、不動産投資と再建型M&Aは非常に似ていると思うからです。つまり、永守社長の再建型M&Aの必勝パターンは、不動産投資に応用できるのです。素晴らしい技術やノウハウを持っているにも関わらず、当たり前のことを徹底できていない会社は、不動産でいうと立地がよいのに管理ができていない物件です。この場合の管理が悪いとは、少し資金を投入するだけで高収益物件に化けるにも関わらず、空き家として放置していたり、単に住居として住んでいるだけというケースが該当します。好立地の実需物件を安価に購入して再生することができれば、再建型M&A同様に高い確率で不動産投資を成功させることが可能となります。このような投資戦略を可能とするには、次の能力を磨くことが重要だと思います。

- 実需物件の存在する好立地エリアを把握する
- 資金調達能力
- 物件再生ノウハウ

誰もが欲しがる綺麗な物件は、相応の値付けがなされています。このような物件を購入しても不動産投資としての旨味はありません。それよりも見た目や管理が悪い物件を購入して、自分の力で再生させることが高収益物件を取得する秘訣のひとつです。ただし、見た目が悪ければどのような物件でもよいわけではなく、再生可能か否かをシビアに判断する必要があります。世の中の大部分の物件は、どのような手法をとっても再生不可能です。そして、再生可能か否かの判断材料のひとつに物件の所在地があります。好立地の物件は、ある程度の資金とノウハウを投入することで再生させることが可能なことが多いからです。不動産投資も金融資産投資と同様に「人の行く裏に道あり花の山」が成功の秘訣です。投資用区分マンションや30年一括借上げ収益1棟マンションなどのように何の苦労もない物件を購入しても、成功することなどあり得ないことを肝に銘じておく必要があります。

POINT
▼不動産は立地がすべて

築古木造戸建投資のススメ

不動産投資の落とし穴

近年は高額所得者への増税が相次いでいます。少子高齢化が進行する日本の国際競争力を維持するためには法人を優遇する必要があり、法人減税の財源として、個人所得税の増税の流れは今後も続くと考えられています。日本の所得税制は累進課税制なので、所得が上がるほど税額が増加します。しかし、手元に残る金額を基準に考えると、最も苦しいのは年収1000万~1500万円の所得階層です。この階層は、それなりの所得を得ている自覚があるため支出が多くなりがちです。このため、年収1000万~1500万円のファミリー世帯は、贅沢をしなくても手元にほとんどお金が残らないのではないかと思います。そして、残念ながら医師の年収の中央値はこの所得階層です。このひとつ上の年収2000万~3000万円クラスでは比較的フラットな税率が続くため、生活費を一定と考えると（十分とは言えないまでも）手元に残る金額は所得増加に比例します。しかし、年収2000万~3000万円クラスの所得階層は、開業医では平均的な所得階層であるものの、勤務医では少しハードルが高いのが現状ではないでしょうか。

このように開業医・勤務医に関わらず医師は税制面で不利な状況です。しかし普段から多額の税金を徴収されているだけに、きっちり節税対策を実践するとかなりの金額が手元に残ります。そして、個人所得税を節税する切り札は不動産投資です。しかし、不動産業者が勧めるピカピカの投資用新築区分マンション投資や収益1棟マンション投資には危険がいっぱいです。書店やネットには「投資用新築区分マンション投資」や「収益1棟マンション」などの宣伝文句が躍っていますが、その陰では破綻してひっそり退場していく人が後を絶ちません。そして、収益不動産投資で破綻する人の中では、医師の割合が高いです。私の手元には任意売却物件の資料がよく届きます。売主の属性をヒアリングすると、医師であるケースが非常に多いのです。1億円を超える物件を購入できる高属性の方は限られており、そのストライクゾーンに医師が該当します。収益1棟マンションは悪い投資対象ではないですが、不動産経営手法を知らずに開始するのは極めて危険です。例えてみれば、全く勉強していない高校生が、医学部に合格しようとすることと同義なのです。小額の投資資金で開始できる金融資産投資ならオン・ザ・ジョブ・トレーニングも有効です。しかし、高額な収益1棟マンション投資では、知識や経験のなさは致命的で挽回不可能です。

築古木造戸建投資のメリット

収益1棟マンションは、①収益の多角化、②節税（納税時期の随意的コントロール）、③レバレッジによるキャッシュフロー増加、などの大きなメリットがあります。このため勤務医・開業医に関わらず、最終的には収益1棟マンションを目指すのは悪くないと思います。しかし一足飛びに1棟収益マンションではなく、練習の段階が必要です。その練習台として築古木造戸建投資はうってつけです。築古木造戸建は、小さなものでは数百万円程度で購入できるものが多いため参入障壁が低いです。価格が安いため、地方や郊外立地の収益1棟マンション投資よりもリスクが低いです。リスクが低いにも関わらず、購入までの交渉・改装工事・客付けなどの不動産投資で必須のスキルは、築古木造戸建投資でも十分学ぶことが可能です。十分な経験を積んだ後、よりリスクの高い収益1棟マンション投資にステップアップします。このように築古木造戸建投資は、不動産投資の練習台としてぴったりだと思います。

更に、築古木造戸建投資は「4年での減価償却」と「給与所得との損益通算」によって、特に医師のような高額所得者では大きな節税効果を発揮します。普通のサラリーマンと異なり、医師は普段から多額の所得税・住民税を納税しているため、実質的な物件価格は、減価償却を通じて強烈にディスカウントされます。やり方によっては流通価格の2～3割引で購入するのと同じ効果を得ることも可能です。減価償却を用いた節税プランで最もポピュラーなのは中古の高級車を利用したものですが、この方法の欠点は少なくとも購入金額の半分程度のキャッシュアウトを伴うことです。節税を意識し過ぎて無駄な支出が増えるのでは元も子もありません。高級車といっても最後は鉄クズです。減価償却するのなら償却後も市場価格が落ちにくい対象を購入するべきです。私が知る限りでは、実質的に土地価格に連動する築古木造戸建のみが、減価償却後にもある程度の市場価格を維持できる対象だと思います。

また、不動産市場が好調な時期であっても投資物件と異なり実需マーケットなので、稀に掘り出し物がみつかることもあります。不動産市場が好調な時期は基本的に購入を推奨できませんが、あくまで不動産投資の練習台と割り切るのなら、参入する時期を選ばないこともメリットのひとつです。

ここまで築古木造戸建投資のメリットを挙げましたが、デメリットもご紹介します。まず、低価格帯の築古木造戸建の購入は現金購入が基本となります。低利で銀行融資を受けることは難しいのが現状です。また、ひとつひとつの物件規模が小さいため、築古木造戸建投資だけで経済的に自由な状況を目指すことは現実的ではありません。最後の注意点として、不動産投資の王道は、都市中心部の収益1棟マンション投資や収益1棟ビル投資であるため、築古木造戸建の購入は最初の1～2戸だけで十分だと思います。

POINT

▼築古木造戸建投資は
①不動産投資の練習台として
②医師の節税対策として
1粒で二度おいしい手法

JCOPY 498-04842

物件の自動運転化を目指そう！

自動運転化のメリット

私は、基本的に所有物件を自動運転化しています。つまり、私が行かなくても勝手に物件が運営される仕組みを構築しているのです。このような仕組みを作ってしまうと、多少の金銭的なロスはありますが、ほとんど時間を取られることはありません。私は自分の時間価値を最優先しています。手間暇かけて丹念な管理をすると多少手残りの利益は多くなりますが、少額の利益を取るために自分の時間を犠牲にすると、トータルでの利益を最大化することができないと考えているのです。

また、物件の自動運転化を行うためには、物件の立地が優れていることが重要です。好立地の物件は維持管理やオペレーションが非常に楽で、ランニングコストを低く抑えることが可能です。このため利回りが多少低くても、最終の手残りが多くなる傾向にあります。また、立地がよいと地価の上昇局面で巨額の含み益を得ます。このように不動産は立地がすべてだと思います。生みの段階では立地やコストカットが重要なので苦労の連続です。しかし、いったん仕組みが出来上がると、多少放置しても収益を上げ続けることが可能です。何に重きを置くかは人それぞれだと思いますが、所有物件を自動運転化すると本当に楽です。所有物件の自動運転化は、忙しい医師との相性がよいと思います。

私の所有物件の紹介

ここで、私が所有している自動運転化物件をご紹介します。自動運転化物件と言っても全く手のかからないものから、ある程度（年に数回）はメンテナンスする必要があるものまで含んでいます。2016年8月現在で、左記のような物件を所有しています。

- 都市中心部の1棟マンション
- 築古木造戸建
- 区分マンション
- コインパーキング
- 月極駐車場
- 太陽光発電施設

全くのメンテナンスフリーはコインパーキングです。国内最大手企業に一括貸ししているため、全く何もしなくても毎月賃料が銀行口座に振り込まれます。月極駐車場・築古木造戸建・区分マンションは、ほぼメンテナンスフリーです。月1回の入金確認と、数年に1度程度は賃借人の募集をする必要があります。一方、都市中心部の1棟マンションに関しては、メンテナンスフリーとは言えないかもしれません。部屋数があるので、それなりの頻度で退去が発生します。年に数回程度は、修繕の発注や賃借人の募集を行う必要があります。しかし、立地がよいため客付けに困ることはありません。また、賃料が高いため入居者の属性に問題はなく、滞納や近隣トラブルが発生する危険性は低いです。

太陽光発電施設に関しても、ほぼメンテナンスフリーです。発電量および売電金額を月1回確認する程度です。また20年間の固定買取制度のため収益的には極めて安定しています。ただし、太陽光発電施設は自然災害に弱いです。台風や大雨の際には、発電量を確認する必要があります。幸いにもまだ発電が止まったことはありませんが、10年を超えてくるとパワーコンディショナーの故障リスクが高くなってくるため注意が必要です。

時間は大切な資産

このように、私は自動運転化することを目標にしていますが、その理由は人生の中で最も重要な資産は自分の時間だからです。不動産経営のコアの部分は自分で管理し、それ以外のサブの部分はできるだけ外注する戦略です。例外は、時給単価が高いため自分でやった方が安い業務です。自分で仕組みを作って、外注して業務を回した方が断然手残りが多くなります。

ここまで、私が所有する自動運転化物件をご紹介しましたが、もちろん一括借上げの収益マンションは含まれていません。一括借上げ収益マンションのセールス電話が、職場にかかってきた経験のある方は多いと思います。これらの不動産は、偽りのメンテナンスフリーとみなすべきです。なぜなら、物件価格が割高過ぎるため、これらの物件を購入すると債務超過に陥るからです。メンテナンスフリーの言葉に惑わされてこれらの商品を購入することは、決して行ってはいけない行為なのです。

POINT

- **忙しい医師こそ、所有物件の自動運転化を目指そう**
- **高収益を謳う一括借り上げマンションのセールス電話には惑わされるなかれ「自動運転」の意味をはき違えてはいけない**

JCOPY 498-04842

せん。「マイホーム購入で利益を得る」ことです。マイホーム購入で利益を得るためには次の2点が必須です。

①安価に仕入れる
②価格が維持されやすい物件を購入する

①の問題点は、不動産を安価に仕入れることができる時期は限られていることです。感覚的には10年間に2～3年程度しか購入するチャンスはありません。1990年代前半のバブル崩壊以降の25年間では、2001～2004年、2009～2012年の8年間しか安価に不動産を購入できるタイミングはありませんでした。待ち時間が長いことがよく分かります。しかし、不動産価格が高騰している時期にマイホームを購入すると、取り返しのつかない失敗につながります。では、その間はどうすればよいのかというと、賃貸暮らしが推奨されます。私は不動産賃貸経営者でもあるのでよく分かるのですが、現在の賃料水準は非常に低いです。不動産価格が高騰しているだけに、賃料水準の低さが際立っています。賃料と不動産価格の間には緩やかな相関性がありますが、それ以上に賃料水準を決定する主な要因は需給関係です。大量の賃貸物件が供給される状況では賃料は頭打ちになります。この状況を上手く利用しない手はありません。しばらくは賃貸暮らしで様子をみて、不動産市況が暴落し始めたら都市中心エリアの物件を物色するのです。割高になった不動産を購入して数千万円の含み損を抱えるぐらいであれば、数年間家賃を払い続ける方が損失は小さいと考えるからです。

マイホーム購入に人生の夢を託する人は多いと思います。そのような考え方の人は、上記の考え方に眉をひそめるかもしれません。しかし、何度も言うようにマイホーム購入は立派な不動産投資です。そして、金額が大きいだけに人生を左右しかねない大きな投資になります。このため、マイホーム購入では自分の夢やライフステージに合わせて購入するのではなく、資産性と購入タイミングを慎重に吟味する必要があります。マイホームは、不動産市況を睨みながら安価な時期に購入するべきなのです。

コラム　マイホーム取得を考える

経済的に自由な状況へ到達するために不動産は避けて通れません。しかし、一般の人が不動産を購入する機会は限られており、そのほとんどはマイホーム購入だと思います。私の場合も、不動産との最初の出会いはマイホームでした。マイホーム購入に関して、バブル崩壊前まで次のようなコースが理想的とされました。いわゆる「住宅すごろく」です。

- 振り出しは、「都会の単身アパート暮らし」
- 次に結婚して「ファミリータイプの賃貸マンション」
- 子供ができると「分譲マンション購入」
- 「マンションを転売して郊外に庭付き一戸建て住宅」を所有して、上がり

住宅すごろくでは、都市部で働く人の多くがこの方式で「上がり」となりました。これが可能だったのは、地価は上がり続けるという土地神話が健在だったためです。しかし、状況は激変しました。郊外の不動産価値は下落しているため、実は「上がり」ではなかったのです。問題が表面化しないのは、団塊世代は住宅ローンを完済しているからです。現在の不動産の状況は下記のごとくです。

- 地価は二極化している
- 中心部の利便性の高いエリアでは地価上昇、それ以外のエリアでは地価下落
- 中心部と言えども、世界経済とリンクした地価の浮き沈みがある

このような状況では、住宅すごろくを実践することは経済的な自殺行為となります。では、どうすればよいのかと言うと、不動産市況を睨みながら上手く波乗りすることになります。まず最初に認識するべき点は、「マイホーム購入はれっきとした不動産投資である」ということです。マイホームは夢の実現ではありません。純然たる投資行為なのです。マイホーム購入が投資行為であることを認識すると、目指すことはひとつしかありま

JCOPY 498-04842

4 スモールビジネス──隣接領域絨毯爆撃法

スモールビジネス成功の4原則

ホリエモンこと堀江貴文さんのビジネス4原則をご存知でしょうか？　医療業界とは無関係なので、堀江さんのことを表面的にしか知らない方が多いと思います。しかし、フジテレビや球団の買収を画策したほどの実力の持ち主で、ビジネスセンスは抜群だと思います。そして、その堀江さんが提唱したビジネス4原則が非常に興味深いです。

①小資本で始められる
②在庫がない（あるいは少ない）
③利益率が高い

④毎月の定期収入が確保できる

まず①の小資本で始められることですが、初期費用や月々の固定費が少ないビジネスを行うべきです。何が当たるか分からない世の中なので、成功するためにはとにかくたくさんの弾を撃つ必要があります。このため、失敗しても大きなダメージを負わないために小資本で始められるビジネスを選ぶべきです。例として、私が友人と立ち上げた主なビジネスを示します。

- **空室対策支援事業　→　初期費用３００万円＋固定費24万円／年**
- **簡易宿泊所代行業　→　初期費用　10万円＋固定費12万円／年**

ちなみに築古木造戸建投資は、初期費用４００万～５００万円＋固定費５万～10万円／年程度です。完全な小資本とは言い難いですが、収益に関して確実性があるので推奨できるスモールビジネスのひとつだと思います。節税効果も見込めるので、医師のような高額所得者にとっては有利なビジネスだと思います。

②の在庫がないことは、オペレーションする上で非常に楽です。権利や知識などの物質的な形のないものを販売することは、在庫がないので理想的なビジネスだと思います。この点からも、医療関係の知的財産所有権を取得してライセンスビジネスを展開することは、医療との親和性も高いため検討

JCOPY 498-04842

に値すると思います。反対に小売業などの在庫のあるビジネスは、在庫管理を行う必要があることや不良在庫化する問題があるため、多忙な医師には不向きと言えるでしょう。

③の利益率についてですが、理想的な利益率は70～90％、最低でも50％は必要だそうです。残念ながら築古木造戸建投資も含めて不動産投資では、このレベルの利益率の高さを達成できません。そして、規模が大きなビジネスほど、利益率が低くなる傾向があります。このことを勘案すると、立ち上げには苦労しますが比較的規模の小さなスモールビジネスを複数展開する方が、全体の利益率を高い状態に保つことができます。

④の定期収入が入ることで、ビジネスのオペレーションに余裕ができます。ただし、定期収入を不動産投資以外で構築することは意外に難しいです。私は、定期収入が入る仕組みが大好きです。このため、不動産投資・配当狙いの金融資産投資・太陽光発電施設運営を行ってきました。しかし、いずれもかなりの資本が必要であり、風向きが変わったからと言って容易に撤退することはできません。一方、スモールビジネスであれば、すべて損切りしても自分の費やした時間以外はさほど大きな痛手を負いません。そして、自分の費やした時間さえも経験値に昇華します。このように考えると、小資本で実践するスモールビジネスは非常に魅力的であることが分かります。

以上、堀江貴文さんが提唱するスモールビジネスを成功させる4つの原則を検証しました。成功率は低くてもよいので小資本で数を撃つことに徹することが成功への第一歩だと思います。今の時代は変化のスピードが非常に速いため、多産多死型のビジネスモデルが合理的です。多産多死を実践するためには、１つあたりのビジネスに大きな投資はできません。このため、資金拠出は最低限に止めて、スピード・アイデア・人脈で勝負することが最もリスクが少ない戦略となります。

POINT

▼参入と撤退のハードルが低いスモールビジネスは、非常に魅力的な資産形成の手法である

私のスモールビジネス紹介

医療業界は非常に安定しているように見えますが、永久に安定が続くわけではありません。医療業界だけに依存し続けることは潜在的なリスクを抱えることになります。私は、自分の専門分野という橋頭堡を確保した後、その隣接領域に進出することがひとつの勝ちパターンだと考えています。勝率向上と単一分野に依存するリスクの回避を両立できるからです。このことはさまざまな分野で応用可能ですが、ビジネスにおいても該当すると思います。私は、2004年から不動産投資を実践しているため、不動産賃貸業に関してはかなりの経験を積んでいます。しかし、医療業界と同様に、不動産賃貸業にだけ依存することは潜在的なリスクを抱え込むことになります。そこで、不動産賃貸業の隣接業種に進出することで、単一分野に依存するリスクから逃れています。具体的には空室対策支援事業、簡易宿泊所代行業および旅館業です。ここでは、よりシステマチックに運営できている旅館業をご紹介したいと思います。

不動産賃貸業と旅館業は、建物を使用するという共通点があります。この点は、全く畑違いの業界から参入する場合と比較して有利です。旅館業に参入するためには、旅館業法の許可を取得する必要があります。比較的厳しい規制なのですが、旅館業法に関するある程度の知識を習得することで、許可が取得可能な物件か否かは判断できます。この問題をクリアした後には、いよいよビジネスを構築することになります。ビジネスの肝は、オペレーションとマーケティング能力です。この2つの能力がないのに参入すると、トラブルが発生した時に対処する術がないので破綻してしまいます。この状況は一括借り上げのマンション投資と同じ構図です。金融資産投資ではオペレーションとマーケティング能力は不要ですが、不動産賃貸業やスモールビジネスではこれらの能力は必須と言えます。旅館業開業に際して策定した戦略は次の3点です。

①1棟貸しで固定費（人件費）を削減
②宿泊特化型
③外国人＋家族＋高所得層に特化

まず、①の旅館業のオペレーションですが、固定費（人件費）を削減するために1棟貸しとしました。1棟貸しのメリットは、宿泊客のチェックインとチェックアウトの際しか現地にスタッフが居る必要性がないことです。このため、チェックインとチェックアウトの前後1時間のみ、宿泊施設にスタッフを派遣すれば事足ります。スタッフが常駐する必要がないため、人件費は固定費ではなく必要な時だけ発生する変動費となります。

②の宿泊特化型とは、レストランや宴会部門を切り捨てて宿泊部門に特化することで高収益を達成

JCOPY 498-04842

するホテルの業態です。宿泊特化型ホテルでは、利益率の高い宿泊に特化しているため、利益率の低いレストランや宴会場はありません。このため、レストランなどの業務を担当するスタッフの人件費を削減することができます。また、フロント業務ではオペレーションをマニュアル化できるので、現場スタッフはアルバイトでも対応可能です。

ビジネスではマーケティングが重要であり、ターゲットにする顧客によって収益率が変わります。私の施設では、③のように高所得層の外国人家族をターゲットにしました。一般的には高所得層ほど利益率が高いですが顧客数は少なくなります。低所得層ほど利益率は低いですが数が多いです。一方、顧客の質では高所得層ほどクレーム頻度が低く、低所得層になるにしたがってクレーム頻度が高くなる傾向です。このように考えると、やはりターゲットは高所得層が理想です。ただし、高所得層のハートをつかむことは容易ではありません。当然ハイレベルなサービスが必要です。今回は、この問題をクリアするため、プロのデザイナーに施設のプロデュースを依頼しました。

このように開業前からターゲットを明確に設定して、それに照準を合わせて念入りに施設やビジネスモデルを造りこんでいきました。最終目的は、私が居なくても自動運転化していく仕組み作りです。私も旅館業では新規参入者だったので、最初の2~3か月はマーケティングを中心としたオペレーションを行いました。実際に自分でオペレーションを行うことで経験値を積み、少しずつアルバイトに業務を委譲していきました。今では大学生のアルバイトスタッフのみで宿泊施設を運営しています。

POINT

▼ターゲットを明確にして、ビジネスモデルを造り込んでいく

スモールビジネスを軌道に乗せる4つのポイント

ビジネスを軌道に乗せるポイントのひとつが固定費です。固定費とは、売上高に関係なく発生する費用のことです。人件費、融資の返済費、家賃、通信費などが、固定費の代表的なものです。個人レベルでも固定費削減は重要ですが、ビジネスでは更に重要度が増します。固定費が低いほど損益分岐点が下がるからです。特に給与所得者の立場しか経験していないと、人件費に対する感覚が甘くなります。経営者の立場から見ると、人件費（＝給料）に見合うだけの働きをする人が意外なほど少ないのです。このため、規模の小さなスモールビジネスでは組織の拡大や成長をいたずらに追及することは、収益性を削ぐ行為であることが往々にしてあります。確かに組織の規模を大きくすると売上も大きくなります。しかし、収益率が横這いもしくは下降するのであれば、規模が大きいほど固定費が上がるためリスクに対して脆弱になります。組織を大きくしてよいのは、収益率が上がる場合に限定されます。通常は左記のような方針を貫いて、高収益のスモールビジネスをたくさん所有することで、経済的な安定性を高めます。

①融資残高を減らす

②人件費を減らす
③原価率を減らす
④自分の労働時間を減らす

私の場合、経常利益率50％以上が新規ビジネスに参入する最低ラインです。では、クリニック開業はどうなのか？　ＴＫＣ医業経営指標２０１４年版によると、全国のクリニックの経常利益率は25・3％でした。クリニック開業は一般の事業よりは高収益ですが、私にとって新規参入を検討するほどの収益性はありませんでした。特に、②人件費と④自分の労働時間を減らすことが難しいのが大きな問題点です。このように考えると、スモールビジネス最大の敵は人件費であり、これを制御することが成功へのポイントになります。

例えば、旅館業も医療業界と同様に、労働集約的なビジネスモデルです。しかし、旅館業に参入するにあたって、あえて1棟貸しにすることで、スタッフの数をゼロにすることを実現しました。更に接客するスタッフをアルバイトにしたため、人件費は固定費ではなく変動費となります。つまり、人件費はお客様が宿泊する時にしか発生しないのです。清掃も外注しているので、通常の旅館業は労働集約的ビジネスにも関わらず、私の施設では経常利益率60％を達成しています。旅館業は収益の振幅の激しい業界です。しかし、旅館業の冬の時代が到来しても、私の施設の固定費は固都税・保険込みで2万円／月なので極めて安定しています。このように人を雇わない軽装なビジネスを複数所有することが、個人レベルで経済的に成功するひとつのコツだと思います。

POINT

▼スモールビジネス成功のコツは人件費の極小化にあり

得意分野の隣接領域に進出を！

スモールビジネスを立ち上げる分野は、自分の得意分野の隣接領域がベストです。全く経験や知識のない分野で勝てるほど世の中は甘くありません。私の場合、「不動産→空室支援事業」、「不動産→民泊→オンライントラベルエージェンシー代行業」、「不動産→民泊→旅館業」、「医療→ライセンスビジネス」などの隣接領域への展開を基本にしています。

基本的には自分の得意分野で勝負をすることが最も成功率が高いです。自分の得意分野で勝負する限り、ローリスク・ハイリターンを得ることができる確率が上がります。しかし、自分の得意分野だけに留まることは、長期的な安定性に問題があります。この問題を解決するために、自分の得意分野のノウハウをある程度使える隣接領域に進出するのです。とにかくリスクを最小限にすることは、ビジネスだけではなく、生きていく上でも重要な戦略だと思います。成功率を考えるのであれば、自分の得意分野から一歩も出ないことが最善です。しかし、いつまでもそのままでは、収益源の複数化を達成することはできません。このため、リスクを最小限に抑えつつ、思い切って自分の得意分野から外の世界に打って出る必要があります。この際、初期費用を低くして経済的なリスクをできるだけ低くすることと、隣接領域に進出して自分の得意分野のノウハウを利用することで成功率を少しでも高くすることが

めることを推奨します。

では、自分の得意分野とどの程度オーバーラップしている隣接領域に進出するべきでしょうか？具体的な数字を挙げることは難しいですが、皮膚感覚として70％ぐらいオーバーラップしている隣接領域ならストレスなく進出可能だと思います。例えば、「不動産→民泊→旅館業」の場合が上記に合致します。不動産と旅館業では50％もオーバーラップしていませんが、間に民泊を入れることでそれぞれが70％ぐらいオーバーラップしている感覚になります。金融資産投資や不動産投資も悪くないですが、それ以外にも小さな収益源があると、経済的基盤がより強化されます。繰り返しますが、ビジネスの立ち上げは小資本が望ましいです。先ほどもお伝えしたように、小資本で数を撃つことに徹することが成功への第一歩です。

POINT

▼自分にとって参入難度の低い隣接領域でたくさんのチャレンジをすることがスモールビジネス成功の秘訣

日常診療はスモールビジネスのネタ探しに絶好の場

経済的に自由な状況に到達するだけなら、不動産投資だけでも十分に可能です。しかし、収益源を複数化すればするほど安定性は増します。そして何よりも、ビジネスの立ち上げは苦労が多いものの、とても楽しくてワクワクする経験ができます。それほど大きな経済的リスクを負うことなく開業できるスモールビジネスのアイデアを思いついたのなら、一度はスモールビジネス立ち上げに挑戦してほしいと思います。米国では医師がスモールビジネスを立ち上げるケースが多いです。レジデントが医療用ドリンクのベンチャーを立ち上げた例もあったそうです。このケースでも、自分の得意分野の隣接領域に新しいビジネスを展開しています。やはり、隣接領域に進出することで成功率が高まるのでしょう。

日常診療は、スモールビジネスのネタ探しに絶好の場です。ポイントは、収益化が可能か否かの視点で、常に物事を観察することです。ビジネスのネタはとても小さくて気付きにくいことが多いと思います。そして、小さなネタを見つけるコツは、日常診療で「不便だな」と感じたことに注意を向けることです。例えば、私は鎖骨固定帯という鎖骨骨折の保存治療で使用する装具で不便さを感じていました。この装具はひとりでは装着することができないので、ひとり暮らしの患者さんはとても困ります。何とかひとりで装着できる装具ができないものかと考えた結果、少しデザインを変えるだけでひとりで装着できるようになることに気付きました。これはイケると判断した私は、特許庁に申請して意匠権を取得しました。意匠権があれば、商品化も夢ではありません。不便さを解決することが、思わぬビジネスに発展する可能性を秘めているのです。このようなことを考えながら日常診療を行っている臨床医はあまり居ないと思います。参入者が少ない分野は、常にチャンスに満ちています。たったひとつのアイデアでホームランを飛ばすことは難しいですが、数打てばひとつぐらいはヒットが出てくるものです。考えるだけなら費用はかかりません。私は、日常診療での気付きは「無料の宝くじ」と考えています。

ただし、漫然と業務をこなしているだけでは絶対に気付きを得ることはありません。能動的にネタを探し続けることでしか、有用な気付きを得ることはできないと思います。当然ながら日常診療での気付きは医師しか得ることはできません。つまり、他の領域の人が絶対に入ってこられない目に見えない参入障壁があるのです。目の前に落ちているかもしれないダイヤモンドの原石を見つけるのはあなたかもしれません。日本でも医療関係のスモールビジネスを始める医師が増えるといいなと思います。

POINT

▼日常診療での気付きは、スモールビジネスにおける「無料の宝くじ」

第3章

「経済的に自由な医師」の考え方

Ⅰ「経済的に自由な医師」のマインド

他人と異なることに価値がある

さまざまな職業の時給換算で比較すると、最上位の世界的コンサルタントの時給80000円から、最低限のアルバイトの時給800円まで約100倍の差があります。医師の時給単価は15000円で、かなり高時給のグループに属しています。そして、私たち医師の時給が高いのは、医師の持つ知識や技術の難度が高いためではなく、医師数が少ないことが原因です。医師数は医学部の定員で制限されているため、需要に比べて供給が少ないです。このために医師の所得が高くなり、その高い所得に引かれて人気が集中します。そして、医学部の狭き門を突破するため激烈な競争が生じることで、職業の難度が上がります。つまり、職業の難度が高いから希少なのではなく、医師数が少なく希少だから職業の難度が上がるというのが正解なのです。このことから導き出される結論は、皆と同じことをしないことが重要ということになります。皆と同じだと希少性がなくなり、価格競争に巻き込まれてしまいます。東京都初の民間人校長として杉並区立和田中学校の校長を務めた教育改革実践家の藤原和博さんは、自分をレアアイテム化しろとおっしゃられています。

一方、実社会で経済的に成功するためには、他人には見えない優位性を発見することが重要です。優位性は社会のさまざまな場所で自然発生しますが、発見するのは比較的困難です。優位性とは、あまり努力をしなくても簡単に稼げる状態のことを言います。しかし、この状況は残念ながら長くは続きません。旨味が世の中に知れ渡るにつれて、多くの新規参入者が出現します。これは、現時点での医学部人気に該当すると思います。そして新規参入者が増え続けると、いつかは市場が飽和します。こうなると希少性がなくなり優位性が消滅してしまいます。いかなるモノも、このサイクルから逃れることはできません。このサイクルを理解すると、どのように対応すればよいかの解答を得ることができます。医業も含めて、たった1つの優位性だけで何十年も稼ぎ続けることはできません。したがって、常に新しい優位性の発生に目を光らせる必要があります。

そして、優位性に乗って経済的に成功しても、いつまでもその優位性にしがみつくのは得策ではありません。常に引き際を考えておく必要があります。私は医療業界に対して、市場が飽和する危惧を抱いています。その理由は、医療業界が他の業界と比べて、あまりに潤っていることが広く知られるようになってきたからです。勤務医として充実した仕事をしながらも、常に引き際を考えています。私がクリニックを開業しない理由のひとつは、医療業界が苦境に陥った時には撤退するという選択肢

JCOPY 498-04842

を確保するためです。少なくとも世の中の大多数の人と同じ行動をすることだけは避けた方が無難だと思います。ブームが到来すればいち早く逃げる準備をすることが、意外と人生の成功則なのかもしれません。

POINT

▼自分をレアアイテム化せよ

「勝てる場所」「勝てない時期」を見極めることが重要！

勝てる場所を選ぶ

キャリアや資産形成を考える上で、重要なことがあります。それは、勝てる場所を選ぶことです。最難関学部である医学部を突破する人のほとんどは受験界の勝ち組です。最も易しいと言われている医学部でさえ、慶應義塾大学・早稲田大学の理系学部よりも難しいです。激烈な受験競争を勝ち抜いてきた医師や医学生の多くは「競争上等！」的なメンタリティの持ち主が多いです。このため、選抜されてきた優秀な人の中で更に激烈な競争が起こってしまいます。この典型例が大学医局です。しかし、程度の差こそあれ組織の中ではある程度の競争が待ち構えています。いずれの組織もピラミッド型のため、最後まで勝ち抜くのはほんの一握りです。

この競争は、組織内に留まらず自分の専門分野の選択にも影響を及ぼします。例えば、私が属する整形外科でいうと、膝関節外科や脊椎外科のような患者数の多いメジャー分野を選択する医師が多いです。しかし、競争相手の多い分野で勝ち残るためにはかなりの努力が必要です。労少なくして結果を出すためには、人気のない分野を選択することが賢い方法だと思います。これを言い換えると、ライバルが少なくて勝ちやすい分野を選んで勝負するということになります。勤務医として生きていく

JCOPY 498-04842

決断をするのであれば、ぜひ検討していただきたい戦略だと思います。

一方、それ以前の問題として、医師としてのキャリアパスを選択する時点の方が、より効果的な選択肢が多くなります。この場合、メジャーな分野は、勤務医と開業医になります。いずれも数が多いため、勝ち残るためにはかなりの努力が必要です。勝てる場所を選ぶという考え方で生きてきた私は、コストパフォーマンスのよい第3の道を選択しました。ます、最小限の努力でプロとして恥ずかしくない医師レベルを維持します。次に、医師と親和性の高い資産形成の分野で勝負するという戦略です。2つの分野でそれぞれプロレベルに到達することで、極めて希少な存在になることができます。この場合、プロと言っても国内有数などの一流レベルではなく二流レベルでも問題ありません。

私は、多数派が正しいとは考えていません。むしろ、迷ったら少数派になることを是としています。このため、勤務医や開業医というメジャーな存在にはこだわりません。有利に戦いを進められるのであれば、前例のないキャリアパスを選択することに臆することはないのです。このように、人生の中で勝てる場所を選ぶという考え方は、非常に重要な考え方だと思います。

勝てない時期を見極める

同様のことは、不動産投資の世界にも当てはまります。現時点でそれなりに成功している不動産投資家の中では、私のように2004年ごろから開始している方は少数派であり、2009~2011年にかけて不動産投資を始めた方が多いです。なぜ、2009~2011年組が強いのかを考察する上で、２００８年のリーマンショックは外せないでしょう。バブル崩壊後に不動産価格が最安値をつけたのは２００３年ごろです。その後、都市中心部にミニバブルが発生して、２００６〜２００７年に不動産価格はひとつのピークを迎えました。そして、２００８年に発生したリーマンショックで不動産ミニバブルはもろくも崩壊します。しかし、物件価格は２００３〜２００４年ほどには安くなりませんでした。そして２０１２年末に自民党政権が誕生してから日本経済は息を吹き返します。その波に乗って、不動産価格も２００６〜２００７年のミニバブル超えを果たしました。

２００３〜２００４年ごろほどではないものの、２００９〜２０１１年に割安に物件を購入した層では、２０１３年以降の不動産価格高騰期に物件を売却することで巨額の売却益を得る人が続出しました。では、なぜ２００３〜２００４年ではなく、２００９〜２０１１年なのでしょうか？　それは銀行融資のハードルが２００３〜２００４年に比べて２０１０〜２０１２年で大幅に下がったからです。２００３〜２００４年に比べて物件価格は多少割高なものの、銀行融資にチャンスの窓が開いたのです。

このように２０００年以降の不動産業界では目まぐるしくチャンスの窓が開閉しています。２００３〜２００４年や２００９〜２０１１年に参入した人は成功している人が多いですが、２００６〜２００７年や２０１３年以降に参入した人は冴えない人が多いです。このように**参入する時期で投資の成果は大きく異なります**。つまり、マルコム・グラッドウェル氏が、『天才！　成功する人々の法則』（講談社）で述べているように、時代背景が成功者を生んでいるのです。このことからも分かるように、初心者であればあるほど、過熱している市場には近づかない方が無難だと思います。皆が殺到するホットな市場は、非常に魅力的に映ります。そして、自分だけ参加しないのは、とても損をしている気持ちになります。しかし、熱にうかされて皆と同じ行動をした人が成功を手にすることはまずありません。時代背景が成功者を生んでいるのです。それと同時に、時代背景が失敗者も生んでいます。時代背景が不利だと、どれだけ努力しても成功することがとても難しくなります。時代の流れに乗って成功するのは運の要素が大きいため、確実に結果を出すことは難しいのが実情です。しかし、時代背景が不利であることは、冷静に考えるとある程度判断できるものです。そして**時代背景が不利な時期とは、皆が熱にうかされている時**です。ブームに乗ることほど危険な行為はありません。人生で苦労しないためにも、このことは理解しておく必要があると思います。

POINT

▼**あえて少数派を選ぶこともひとつの選択**

▼**勝てる場所・勝てない時期を見極めることが重要**

自分の時間に最大限のレバレッジを!

自分にしかできないことに集中する

私はいくつかのスモールビジネスを展開していますが、事業を開始する際にはかなりの労力と時間が必要です。しかし、私は勤務医なので時間の融通をつけることが難しいです。この問題を解決するためには、いくつかの工夫があります。新規事業の立ち上げに際して、通常は現場で業務を行うものです。しかし、遠隔操作で済ますことが可能な場合、私はできるだけ電話やメールで用事を済ますことにしています。前述したように、私は自分の時給単価を15000円に設定しています。そして、時給15000円以下で実施可能な業務は、できるだけ外注するようにしています。外注する目的は、他人の時間を買うためです。最も貴重な資源は自分の時間です。他人の時間を購入することで、最も重要な経営戦略策定に自分の時間を使います。自分の能力と時間のすべてを経営戦略策定に集中させることによって、最小の時間で最大の成果を得ることを目指しています。その目的を達成するためには、コストパフォーマンスを考えながらも、お金を惜しんではいけません。

日本では、若いうちは下積み生活が当たり前という悪しき考え方が残っています。しかし、若いうちから最高の結果を出す方法を考えるべきだと思います。意味のない単純労働でも上司から言われれば行う習慣が、人生のパフォーマンスを低下させる一因だと思うからです。自分の時間当たりの生産性を正確に把握して、自分にしかできないコアの業務に特化します。このことが、自分の時間を最大限に活かして結果を出すことにつながります。この考え方は資産形成だけではなく、医師としての業務を行う上でも有用です。公的病院では難しいかもしれません。しかし、医師にしかできない業務に特化することが、医療機関全体の生産性を高めることにつながります。

最近では、メディカルクラークが普及しつつあります。院内にメディカルクラークがいる施設なら、自分の時間を節約するために、彼らの力を借りる仕組みづくりを検討してもよいかもしれません。医師としての業務内容の密度を高める。このことを通じて、勤務時間内に最大のパフォーマンスを叩き出す努力を常に行いましょう。そして、可能なかぎり定時に業務を終了させることを目標とするべきです。もちろん、実際の臨床の現場では、常に定時に業務を終了することは非現実的です。しかし、「定時に業務を終了する」という意識を持つことで業務内容の密度は高くなります。医師として結果を出しつつ、早々に業務を終了する。この結果が、自由に使える自分の時間を確保することにつながるのです。

自分が使える時間は有限です。常に自分の時給単価を考えて、自分が行うのか他人に任せるのかの判断を行うべきです。そして、自分は「考え、判断すること」に特化します。他人の力を借りて、限られた自分の時間に最大限のレバレッジをかけるのです。こうすることで、たくさんの結果を出すことが可能となります。自分の時間にレバレッジをかけるためには、必要であればお金を出すことを惜しんではいけません。これは、移動の際に公共交通機関ではなく常にタクシーを利用するといった話ではありません。そうではなくて、明らかに自分の時給単価よりも安い場合には、お金を払って自分の時間を買うという考え方です。

スピードが重要

例えば、学会から病院あてに、各種調査票作成依頼が来ると思います。このような調査票作成は、医師にとって何のメリットもありません。ある程度以上の時間が必要な調査票の場合、私はメディカルクラークに代行依頼します。メディカルクラークにとっても本来の業務ではないので、調査票作成時間に応じて手間賃を出すようにしています。そして、本来なら調査票作成に割かなければいけなかった時間を使って、医師としての業務に集中します。このような努力を積み重ねることで、定時に業務を終了させることが近付いてくるのです。私は、勤務時間が終わるとすぐに帰宅して自分の仕事に取り掛かります。上から降ってきた業務ではなく、すべて自分のためにする仕事なので俄然やる気はあるのですが、新しい仕事がどんどん発生するので、とにかく目の前のタスクをこなしていく必要があります。しかも、すべての仕事がルーチンワークではなく、常に慎重な判断を求められる、知的作業を必要とする案件ばかりなので、ちょっと気を抜くと大変なことになります。新しい分野を切り開く種類の仕事は全体像を掴むことが難しいので、第一歩を踏み出すためには、とても大きな精神力を必要とします。この点はいつまで経っても慣れません。しかし、思い切ってやり始めると、意外とすんなり仕事が終了するケースが多いです。まさに百聞は一見にしかずだと思います。そして、私が心掛けていることは次の1点に尽きます。

目の前のことから、とにかくやる！

私は、週明けにその週のスケジュールを組むわけではありません。自然発生的にどんどん出てくる仕事（≠他人からの業務）を片っ端からかたづけていくスタイルです。スモールビジネスを友人と協業する場合でも、最近はフェイスブック内で各スモールビジネスに関するグループを立ち上げて仕事をすすめています。フェイスブック内でほぼすべてのやりとりを完結しているので、事前に計画しなくても自分の好きな場所・好きな時間に、目の前の仕事をひたすらかたづけていくことが可能です。

医師のような難関試験に合格してきた人は、膨大な量の情報を系統立てて学ぶ習慣を持っていることが多いです。そして、決められた範囲の内容を完璧にこなそうとしがちです。このような習慣こそが、難関試験を突破する原動力となっているのですが、現実社会ではこの習慣が仇になりがちです。特に現在のような高度情報化社会では、とにかくスピードが重要です。完成度が低くてもよいので、とにかく早く・何度もトライしてみることをお勧めします。1週間かけて100点とるよりも、1時間で60点とる方が価値があると思います。1週間もあれば複数回ブラッシュアップすることが可能です。複数回ブラッシュアップすることで、最終的な出来上がりが100点ではなく200点に届くことも多々あります。私のやり方は泥縄式ですが、不完全でもよいのでとにかく目の前のことをやって、どんどんブラッシュアップしていくことがコツだと思います。

POINT

▼目の前のことから、とにかくやる！

JCOPY 498-04842

資産形成を成功に結び付ける5つの取り組み

ここでは資産形成を成功するための5つの取り組みをご紹介します。

①資産形成を趣味にする
②物事の仕組みを熟知する
③卵ではなくニワトリを獲得する
④メンターを持つ
⑤資産形成をゲーム感覚で楽しむ

①は、「好きこそ物の上手なれ」です。必要に迫られて資産形成を志向する方が多いと思います。しかし、自発的に好奇心の発露として資産形成を実践すると、爆発的に知識と経験が増えます。資産形成は奥が深く、論理的な部分と感覚的な部分が混在する分野です。私の感覚では、資産形成はアートに近いです。論理と感覚の両輪がそろうことで素晴らしい作品が完成します。作品の素晴らしさの要素は数字です。外観がボロボロの物件でも、資産性が高くてキャッシュフローが素晴らしければ問

題ありません。見た目はよいけれど本質的には価値のないメルセデス・ベンツなどの高級車よりも素晴らしい作品です。

②はとても重要なポイントです。例えば、一括借上げ収益マンションを購入してしまい、潜在的な損失を抱えている方が多いです。そのような事態に陥らないためにも、不動産市況・賃貸経営・税制などの複数分野の深い知識が必要です。一方、金融資産運用では、狭く深い知識が必要な不動産と異なり、広く浅い知識が必要です。例えて言うと、金融資産運用は低層の豪邸で不動産経営は高層ビルのようなものです。いずれも成功するためは膨大な知識量が必要です。知識という土台なくして成功はありません。幸いなことに知識の習得に関しては、医師のような超難関試験を勝ち抜いてきた学習能力の高い人にかなり有利です。ただし、受験エリートが有利なのは、入口である知識習得の段階までです。知識を収集するだけで満足してしまうノウハウコレクターの罠に陥ることだけは避けたいところです。結局最後にモノを言うのは、やる気・勇気・実行力・コミュニケーション能力だからです。

③は、お金そのものよりもお金を生み出す仕組みの方が重要であるということです。よくマネー雑誌などで「老後の必要資金は1億円」などの刺激的なタイトルの特集が組まれます。必要資金だけを単純に積み上げていくと、実際にそれぐらいの金額になるのでしょう。しかし、お金を生み出す仕組みを構築することで全く別の風景が見えてきます。死蔵された現金を資産形成の目的にすることほど馬鹿げたことはありません。私が思う資産形成は、生きたお金を生み出す仕組みの構築です。これこそが、私が資産形成はアートであると思う理由です。「老後の必要資金は1億円」は、ファイナンシ

ャルプランナーや生命保険会社の宣伝文句に過ぎないと思います。

④は、資産形成を実践する上で最も重要なポイントです。FXや株式投資で天才的な能力を発揮する人には当てはまらないかもしれません。しかし、通常の資産形成では人とのつながりが最も重要です。特に、特定分野でメンター（師匠）を持つことを強くお勧めします。経験豊富な方からお伺いする経験や情報は、精度が高くて何事にも代えがたい価値を持っています。

どんな分野でもそうだと思いますが、メンターなくして成功することは難しいです。最初は紙ベースの知識習得が必須です。しかし、次のステップではメンターによる直接指導が有効なのです。その意味で良好な人間関係を築けない人は、社会で成功することが難しいと言わざるを得ません。この点は、医師・弁護士・会計士などの世間で「先生」と言われる士業の人の最大の弱点だと思います。特に社会に出てから始まる付き合いで、「先生」と言わせない（感じさせない）付き合いができるか否かが成功するポイントだと思います。

最後の⑤に関してですが、資産形成とはいかに自分の支出を少なくして、かつ自分の収入を多くするのかというゲームです。そして、私は資産形成をゲーム感覚で遂行しています。これは、適当に遊び半分で資産形成を行っているという意味ではなく、建設的な意味でのゲーム感覚です。ストイックに資産形成を行うと身体的・精神的に負担がかかりますが、ゲーム感覚で資産形成を行うことによって精神的な負担を軽減させることができます。つまり、多少の遊び心があれば困難な状況も乗り切ることができるのです。更に、投資や事業を行う上でも、あまりお金に執着し過ぎると結果が悪くなることが多いです。ゲーム感覚で資産形成を行うことで、お金に対して少し距離を置くことが可能となり、資産形成によい影響を及ぼします。

私の周囲でも結果を出している方は、すごい量の努力をしています。傍から見るとゲーム感覚でしているとはとても思えないのですが、ご本人としてはそれほどストイックになっているわけではないようです。むしろ資産形成が趣味のようになって、いろいろな投資案件の検討を楽しんでいます。まさに好きこそ物の上手なれです。以上をまとめると、ゲーム感覚を大事にすることで次のようなメリットを享受できます。

- 楽しいのでますます熱中する
- お金に対して少し距離を置くことができる
- 多少困難な状況も乗り切れる

資産形成に対する気持ちがストイック過ぎると自覚されている方は、一度「ゲーム感覚」を取り入れてみてもよいかもしれません。もちろん、自分の気の赴くままに投資することは御法度です。きっちりと自分が決めた投資ルールに従って投資を行う必要があります。ただ、あまりにストイックになって自分を精神的に追い詰めるのではなく、失敗しても命まで取られるわけではないと、気楽な気持ちで資産形成に臨むことが大事だと思います。

POINT

▼資産形成のアーティストを目指そう

▼資産形成には適度な遊び心を持って臨もう

何よりも実践することが大事

その資格は本当に必要か？

医師をしていると、何らかの資格取得を勧められる機会が多いです。例えば、整形外科医であれば整形外科専門医、リウマチ専門医、リハビリテーション専門医などです。これに加えて学位を取得することを強く勧められる方も多いと思います。もちろん、興味があって専門医や学位を取得するケースは何の問題もありません。ただ、周囲が取得するから何となく取得するパターンは注意が必要だと思います。専門医や学位を取得するために必要なエネルギーや時間は半端ではありません。かなりの犠牲（コスト）を払って取得する目的やメリットを再度確認する必要があると思うのです。そして、必要とされるコストと比較してメリットが少ないと思われる専門医資格や学位は、本当に取得する意味があるのかを再度考えることは重要だと思います。新医師臨床研修制度の影響で従来型の医局制度が弱体化して久しいですが、今後更に医療業界の流動性が高まると思います。その際に重要なのは資格や学位ではなく、臨床能力とコミュニケーション能力です。

例えば整形外科医なら、日本整形外科学会専門医取得は必須です。しかし、それ以外の専門医資格はコストとメリットを比較して意志決定するべきでしょう。上司や同僚に流されて「何となく」取得するのは避けるべきだと思います。私がこのように感じるのは、自分が実臨床で役に立っていない専門医資格を複数持っている反省があるからです。例えば、関節リウマチを専門とするなら、日本整形外科学会専門医と日本リウマチ学会専門医は必須です。しかし、その他の専門医資格は必要でしょうか？

また、クリニック開業が最終目的の場合、学位を取得するメリットはどれほどあるのでしょうか？このあたりを十分に検討して方向性を決めるべきだと思います。周囲を観察して感じた開業で成功するポイントは、クリニックの立地とコミュニケーション能力です。臨床能力や専門医取得による箔も重要かもしれません。しかし、立地とコミュニケーション能力ほど、影響力は大きくないと思います。

資格コレクターでは成功できない

私は宅地建物取引士の資格を持っています。私が宅地建物取引士の資格を持っている理由は、不動産投資を実践するためではなく、親戚の会社でどうしても宅地建物取引士の資格保有者が必要となって頼み込まれたためです。通常、半年の勉強期間が必要なようです。しかし、大学に合格したばかりで頭の働きが人生の最盛期に差し掛かっていた私は、実質的に1週間の勉強期間で合格しました。大学受験で医学部に合格することに比べれば、宅地建物取引士の試験に合格することは非常に簡単です。おそらく医師であれば、短期間で楽々合格できると思います。ただし、不動産投資を始めようと思う医師が宅地建物取引士資格を取得することは全くの時間の無駄だと思います。医師国家試験と同様に、試験のレベルと実務の乖離が激しいからです。特に、医師は高学歴で認知能力に優れた人が多いため、資格取得が普通の人に比べて簡単にできてしまうので注意が必要です。認知能力の高さが災いして、単なる資格コレクターになりがちなのです。

投資やビジネスで成功するには、認知能力もさることながら非認知能力の方が重要だと言われています。非認知能力を高めるには実践の中で能力を鍛え上げるしか方法がありません。資格取得が目的ではなく、ビジネスや投資の成功が目的であることを忘れてはいけません。医師のような高学歴で認知能力の高い人が陥りがちなのは、知識取得に時間を掛け過ぎて、いつまで経っても実践に踏み切れない点です。最低限の知識習得は必須ですが、ある程度泳げる程度の知識を習得すれば思い切って水の中に飛び込んで泳いでみることが重要です。文字から得られる知識には限度があるのです。

不動産投資に関して言えば、ざっくり数十冊の書籍を読破して知識を仕入れます。あとは、実践あるのみです。資格試験は実践で役に立たないので、資格コレクターになることは避けなければなりません。これは宅地建物取引士だけではなく、ファイナンシャルプランナーや○○士などの各種民間資格全般にも当てはまります。最近は、家元ビジネスが全盛なので注意が必要です。短期集中でありったけの知識を仕入れたら、思い切って実践の舞台に飛び込んでみましょう！　きっと、実践でしか分からないことを感じることができるはずです。

POINT

▼資格ビジネスの罠にはまるな

▼最も大事なのは資格ではなく実践

２ これからの社会をどう生き抜いていくか

人生の転換点での３つのポイント

以前、週刊ダイヤモンドにドワンゴの川上量生会長のインタビュー記事がありました。ドワンゴは動画共有サイトのニコニコ動画を運営しており、出版・映画・ゲーム事業を展開するＫＡＤＯＫＡＷＡと２０１４年に経営統合しました。インタビュー記事の中で非常に印象に残ることがあったのでご紹介します。

出版業界といえども、グーグル、アマゾン、アップルのプラットフォーム上にコンテンツを提供しているだけでは、彼らのルールの中でやっていくことになるので生き残れません。生き残りのためには、コンテンツだけでなくプラットフォームも共に生み出すことが必要です。

JCOPY 498-04842

しかし、同じプラットフォームをつくっても、先行している彼らに勝てるわけがありません。彼らとの競争を回避するためには、競争の土俵をかえて勝負するしかありません。グーグルのようなネットの本流とは違った、ニッチな分野で勝負することを狙っていく必要があります。

川上会長は、競争は参加者が少ない方がいいとおっしゃられています。ルールが公開されてレースがあることが明らかになると、参加者が増えて競争が激しくなるのです。お互いを侵食し合う激烈な競争が発生して、利益率は低下して競争に敗れる可能性が高くなります。これは企業経営だけではなく、一般社会での生活や投資全般にも当てはまります。私も新しい分野での事業展開や投資を考える際には、できるだけニッチな分野を狙うように心掛けています。いわゆるレッド・オーシャン(10)で勝ち残るのは容易ではありません。このため大きな投資余力のある方であっても、競合の少ないブルー・オーシャン(11)での戦いが最も推奨されます。しかし、これには次のような注意点があると思います。

①人間としての基礎能力が未完成の高校生までは、本流での競争を行うべきである。それなりの才能があるのなら、学歴は費用対効果が最も高い
②大学生・社会人以降では、できるだけ競争の少ないニッチ分野を目指すべき
③高校生から大学生になる際に、発想の劇的な転換が重要

発想の転換ができずに大学生・社会人になっても本流での競争に邁進していると、最終的には敗者となる可能性が高まります。組織はピラミッド型なので、上に行くほど足元は小さくなります。このような例は、私の周囲にも多数あります。有名大学から大企業に就職して激烈な出世競争に明け暮れる方や、いわゆるポストドクターの方はこれに該当すると思います。再生医療分野の研究は国家戦略のひとつの柱です。しかし、華々しい研究の裏側には30〜40歳台になっても経済的に不安定な多くのポストドクターたちの姿があります。実家が裕福な方が多いので、現時点では経済的に困窮するには至っていません。しかし、何のバックグランドもない人間が、競争の本流で勝負し続けることは危険な行為だと思います。医師であっても、少なくとも30歳を過ぎて結婚や出産が視野に入るころまでには、競争の本流に身を投じ続けることが本当に自分の人生に資するのか否かの判断を行うべきだと思います。

POINT

▼人生の序盤はレッド・オーシャンで大いに競い、果実はブルー・オーシャンに求めるのが賢い生き方

(10) 血で血を洗うような競争の激しい領域。
(11) 競合相手の少ない領域。

知識社会での働き方

知識社会での3つの働き方

経済小説作家で「海外投資を楽しむ会」創設メンバーのひとりでもある橘 玲さんの書籍のひとつに、『大震災の後で人生について語るということ』(講談社)があります。この中で説明されている知識社会での働き方が秀逸なのでご紹介します。グローバル化が進展した知識社会において、働き方は大きく3つに分かれます。

①クリエイター
②スペシャリスト(専門家)
③バックオフィス

①のクリエイターと②のスペシャリストは、クリエイティブクラスと呼ばれています。クリエイティブクラスとは、知識を基盤とする経済を支える知識労働者のことです。具体的なクリエイティブクラスの職種は、科学者・エンジニア・芸術家・音楽家・建築家・経営者・専門家などです。社会を構

成する人の約20%程度がクリエイティブクラスだと言われています。一方、バックオフィスは、いわゆる事務関係の仕事です。バックオフィスの仕事は時給計算が可能で、マニュアル化することが容易です。社会を構成する人の約80%程度が属しています。バックオフィスは、極論すればマクドナルドなどの飲食店と同じ時給計算が可能な給与体系なので、自虐的にマックジョブと呼ばれることもあります。

拡張可能か否かが重要

クリエイターとスペシャリストは同じクリエイティブクラスに分類されますが、両者を分ける最大の差異は拡張可能な仕事なのか否かです。拡張可能な仕事であるクリエイターは、具体的には芸術家・音楽家・建築家・大企業の経営者・投資家などで、成功すれば青天井な収入を得ることができる職種です。一方、拡張不可能な仕事であるスペシャリストは、具体的には医師・弁護士・会計士などです。極めて高い時給で働いていますが、扱える業務に物理的な制約があるので収入に上限があります。クリエイターは成功すれば青天井の富を得ますが、成功するのはほんの一握りだけです。一方、スペシャリストは収入に上限がありますが、高い確率で平均より高い収入を期待できます。世の中の80%以上の人が属するバックオフィスは特殊能力が不要なので高い収入を望めない反面、スペシャリストに比べて責任が低いので、仕事や人間関係で悩むことは少ないです。

職業選択には人生が懸かっています。この3つの働き方の中では医師・弁護士・会計士などのスペシャリストが、最も手堅く高収入を獲得できるのでお勧めの働き方だと思います。しかし、スペシャリストである我々医師は、勤務医・開業医や科に関わらず拡張不可能な仕事なので、病院経営者や多施設展開クリニック経営者を除いて、青天井の成功は望めません。このため、成功率の高い医師というスペシャリストをベースとしつつ、クリエイターとして投資家・経営者などの拡張可能な仕事に挑戦すると面白いと思います。私はこのようなことを意識しながら、宝くじよりは確率は高いはずだと信じて、投資やビジネスに貴重な自分の時間を根気強く投入し続けています。

POINT

▼クリエイター×スペシャリストを目指そう

子供への教育投資は合理的

教育にはお金が掛かります。例えば、小学6年生が中学受験のために通塾するケースでは、通常の塾代に加えて日曜特訓・教科書・夏期／冬期講習などを合計すると毎月10万円近くの費用が掛かることが多いです。更に首尾よく志望校に合格しても、私立の中高一貫校の授業料は年間50万円程度かかります。小学校～高校までの教育費を合計すると1人あたり最低500万円程度かかる計算です。現役で国公立大学に合格できれば、何とか合計1000万円程度に収まりそうですが、私立大学医学部であれば5000万円コースです。子供に教育を受けさせようと思うと経済的負担が大きいですが、教育費を削減するという選択は子供に対する想いだけではなく経済的に考えても合理的ではありません。なぜなら、5000万円を現金で贈与すると2000万円を超える贈与税が必要です。贈与税を回避するために暦年贈与しても、周到に準備しなければ相続財産と認定されるリスクがあります。これに対して教育費には、基本的に贈与税は掛かりません。税金という多額のコストを支払って贈与するよりも、教育費としてコスト無しで贈る方が経済的合理性があります。

一方、教育費を掛けても必ずしも経済的恩恵を得ることはできないという意見があります。もっともな意見ですが、それでも現金で贈与するよりも確実性は高いと考えます。資産家を見ていると、多額の財産を譲り受けても騙されたり散財してしまい、数年すると手元に財産があまり残らないケースが多いです。資産を形成する能力ほどではないですが、資産を維持することにも能力が必要です。つまり最終的な資産規模は自分の器に落ち着くので、現金で贈っても無駄なケースが多いのです。もちろん、子供の資産形成能力や資産を維持する能力を鍛え上げるとよいのですが、これらの能力は非常に特殊で天性の才能もある程度必要なため、確実な習得がとても難しいです。資産形成能力や資産維持能力の習得よりも、学力や学歴取得の方が簡単で確実性が高いので、子供の教育にエネルギーを注ぎ込むことは非常に合理的だと思います。

POINT

▼教育投資は、経済合理性も備えた優れた子供へのプレゼント

不平等な社会制度を逆手に取る

日本は世界的に見てかなり平等な社会ですが、それでも不平等なことがあります。その最たるものは、学歴を軸とした社会階層の形成だと思います。学歴不要論が唱えられ、実際的にも学歴不問の会社が増えていますが、周知のようにそれはあくまで建前です。大企業に入職する人は一流大学卒がほとんどで、一流大学卒業者以外は少数派です。東京大学を頂点とした一流大学を卒業するほど、大企業の社員や公務員になりやすい仕組みです。そして大企業の社員や公務員は手厚く保護されており、さほど努力をしなくてもその生活を維持できます。私たち医師の心には響きませんが、一般的にはこれらの職業は憧れの的です。中小企業の社員や個人事業主は業績が不安定である一方、大企業は破綻しそうになっても国が救済措置を講ずることが多く、公務員にいたっては絶対的な雇用保障があります。数ある人間の能力のうち、受験で点数を取るというごく一部の能力の成績で、人生のすべてが決まってしまうという極めて不平等な仕組みだと思います。

実社会で成功する能力は、「胆力＞コミュニケーション能力＞創造力＞＞＞受験で点数を取る能力」の関係が成り立ち、受験で点数を取る能力はほとんど役に立ちません。しかし、社会のシステムに異を唱えても何ら得るものはありません。現実的な解は、このシステムを逆手に取ることです。人生のほんの数年間のみ受験で点数を取る能力を磨くのです。学生時代に受験勉強というごく狭い世界だけでちょっとだけ競争して、そこで結果を出せば、その後はそこそこの努力で好待遇を維持できます。もちろん、大企業や公務員といっても単なる給与所得者なので、資産家や成功した事業主ほどの所得水準を望めません。最大のメリットは比較的強固な安定性です。私は、このような安定志向には否定的ですが、自分の子には受験競争に勝ち抜くようにアドバイスをします。もちろん一流大学を卒業したからといって、高収入や生涯の幸せが約束されるわけではありません。そうではなく、勝ち抜いて一流大学卒のブランドを獲得してから、その後の人生を考えればよいのです。更に言うと、一流大学卒のブランド、もしくは医師や弁護士などのプラチナ国家資格という安定を獲得した上で、その地位に安住せずに更なる上を目指すことが理想的だと思います。過剰な期待は禁物ですが、子供に示す羅針盤のひとつとして選択肢に挙がると思います。

POINT

▼学歴社会の勝者になった上で、そこに安住することなくチャレンジを続けよう

日本国債暴落リスクに医師の立場でどう備えるか

過去の事例を検証

バブル崩壊後に財政出動による景気下支えを延々と敢行した結果、2000年代初頭から日本の財政危機が声高に叫ばれるようになりました。これに伴い、たくさんの国家破産対策本が出版されています。これらの国家破産対策本を精読すると、だいたい次の5つのパターンの対策に集約されます。

- 外貨資産を持つ
- 貴金属を購入する
- 輸出関連の株式を購入する
- 長期の固定金利で借り入れを行う
- 都市中心部の不動産を購入する

多くの国家破産対策本に記載されていることは、アルゼンチン・ロシア・ジンバブエ等の過去の事例に基づく対策です。ドイツの鉄血宰相ビスマルクが言うように「愚者は経験から学び、賢者は歴史

JCOPY 498-04842

から学ぶ」は真理だと思います。しかし、アルゼンチン・ロシア・ジンバブエ等の事例は、日本の国家破産に際して学ぶべき歴史ではないと思います。ハーバード大学のカーメン・ラインハートとケネス・ロゴフ教授の共著である『国家は破綻する―金融危機の800年』（日経BP社）は国家破産研究の教科書です。しかし、この書籍の中にさえ、日本のような経済大国の国債がデフォルトした事例の記載は皆無です。つまり、日本の参考になる歴史は存在しないのです。

日本のような巨大な経済規模を持つ国の財政が破綻することと、アルゼンチン・ロシア・ジンバブエ等の経済的には辺縁国家の財政が破綻することとでは、世界経済に対する影響力に差があり過ぎます。破綻論者はレバレッジを掛けた国債先物売りの前では現物買いは無力であるという論法を展開しています。そして、国債保有者が日本人ばかりなので、実際に国債価格が暴落しても、ギリシア・イタリア・スペイン国債下落時のように外国政府が助け舟を出すことはないと言われています。しかし、日本国債のような巨大な市場がドラスティックに崩壊すると、世界経済に対する影響が大き過ぎて国際問題に発展することが必定です。このため好む好まざるに関わらず、日本国債が暴落した場合にも外国政府は関与せざるを得ません。国家からみるとちっぽけな投資銀行に過ぎないリーマンブラザーズが破綻した時でさえも、世界経済に激震が走りました。このことから分かるように日本国債が無秩序に暴落してデフォルトに至ると、無傷で居られる国など存在しないのです。日本国債が本格的に暴落し始めると、国際通貨基金（ＩＭＦ）を通じて米国を中心とした外国が関与を強めるでしょう。ただし、この関与はわれわれ日本国民を救済することではなく、日本の破綻をソフトランディングさせて世界経済への影響を最小限に食い止めることに主眼が置かれます。このため無策のままでは、私たちが救われることはありえません。

日本国債暴落局面の予測

学ぶべき歴史はなく、暗中模索で対策を考えるしかありません。しかし、リーマンショック・東日本大震災・欧州債務危機の際に発生した事象は、ある程度参考になると思ってよいでしょう。そして、いずれの危機発生時にも価格が高騰したモノがあります。それは米国債・日本国債・ドイツ国債です。リーマンショックなどは、震源地が米国であるにも関わらず、米国債は世界中のマネーの受け皿になりました。危機時に最も必要とされるモノは流動性なのです。流動性の枯渇は破綻を意味します。今までの危機時には世界中の膨大なマネーが潤沢な流動性を求めて米国債を始めとする日米独の国債市場に殺到してきました。

よく日本の国家破綻時の対策として、金（ゴールド）を始めとした貴金属の保有を推奨する方がいますが、この視点からは全くナンセンスに見えます。特に国債暴落等のドラスティックな変化が進行する局面では貴金属や商品も一緒に暴落するケースが圧倒的に多いです。貴金属や商品市場などの小さな池では、巨大なマネーの受け皿にはなり得ないので、必死で潤沢な流動性を維持できる国債市場等の安全な海に逃げ出すのです。したがって、日本国債暴落の局面では米国債やドイツ国債にマネーが集中する可能性が高いと考えます。具体的には、世界中の株式・貴金属・商品市場は大暴落を演じる一方で、米国債およびドイツ国債が高騰すると予想しているのです。しかし、これまで述べてきたことはあくまでドラスティックな変化が発生している期間（3か月〜1年程度）にのみ該当する事象です。それより長期のスパンで見ると違った風景が見えてきます。

日本には参考とするべき歴史など存在しないと言いましたが、もし過去の事例が参考になるのなら、極期は1年程度で収束することが多く、その後は通貨の切り下げの影響で株価が大幅に反転する傾向があります。この場合、株式市場の絶好の買場が到来することになります。つまり、日本国債暴落が世界経済を崩壊させるほどの影響を与えないという仮定であれば、日本国債暴落の極期に購買能力を維持することは大きなチャンスをつかむ鍵になるのです。２００９年から２０１２年まで4年連続で、フォーブス誌の調査で世界一の大富豪となったメキシコのカルロス・スリム氏は、１９８２年のメキシコ債務危機の際に、国有化寸前まで売り込まれた株式を捨て値同然で大量に購入しました。国家が破綻して阿鼻叫喚となったメキシコで、究極の逆張り戦略を敢行したカルロス・スリム氏は、メキシコ経済の復調とともに世界の富豪の仲間入りをする礎を築いたのです。

ただし、日本ほどの経済規模を持った国が破綻したことは近代では存在しないので、最近１００年間で発生した多数のデフォルト事例が本当に参考になるかは誰にも分からないことだけは再度強調しておきたいと思います。日本国債暴落が発生すると大幅な円安が起こり、大規模なキャピタルフライト[12]が発生します。アルゼンチン・ロシアなどの辺縁国のデフォルトでは外貨資産を所有する者が勝者となりました。その教訓からは日本の場合にも外貨資産を所有していることがひとつの鍵となりうる可能性があります。そして、国家破産対策本の定番メニューは、外貨資産（投資ファンドや海外銀行）の運用です。

しかし、日本国債が暴落する局面では辺縁国との経済規模の格差が桁違いなので、すべてのタイミングで外貨資産が有効である可能性は高くないと考えます。むしろ、経済危機発生当初は、日本人の立場から見るとリスクオフ[13]になるので、海外の資金を日本国内に呼び戻すことで大幅な円高に振れる可能性さえあります。確かに外貨資産は危機に際して購買能力を維持する有効な方法だと思いますが、タイミングによってはむしろ日本円の現金の方が購買能力が高い可能性があるのです。そして、ひとくちに外貨資産といっても米国債・独国債からＦＸや海外株式までいろいろな資産があります。仮に海外株式（ＥＴＦ）で所有している場合には、日本国債暴落と一緒に株価が下落している可能性が高いです。このように考察すると、やはり最も信頼できる購買能力の維持手段は米国債やドイツ国債ではないかと思います。通常これらに投資するには債権型の投資信託を通じて行うことになります。ただし何度も言うようですが、これだけ世界経済が密接に影響しあう環境で、日本のような巨大経済圏がクラッシュした事例は歴史上にありません。したがってどんなことが発生するのか全く予想できないことを肝に銘じておく必要があります。

（12）国内から海外への資本逃避。
（13）より安全な資産に資金が向かいやすい相場状況。

JCOPY 498-04842

医師のための国家破産対策

日本国債暴落が発生した場合、従来の日本社会の枠組みが破壊されます。最も大きな被害を蒙るのは年金世帯や公務員などの現在社会の既得権者であることは疑いようがありません。そして残念ながらわれわれ医療従事者も大打撃を受ける可能性が高い人種です。これは医療費が国家財政に依存していることが原因です。つまり私たちは経済的には準公務員なのです。社会が安定すれば医療従事者の地位も向上するでしょうが、少なくとも危機の極期には非常に弱い立場に追いやられることが予想されます。日本の財政危機の極期を生き抜くために、そして既存社会の枠組みが破壊された結果起きる大規模な社会の再編で生じるチャンスをつかむために、平時から準備しておく必要があります。私は準備として次のようなことを考えています。

- 複数の収入源を確保する（アルバイトを複数するという意味ではなく、不動産収入や事業収入も確保する）
- 都市中心部の不動産の購入
- 流動性のある金融資産を積み上げる
- 上記の金融資産のうち、ある程度の割合で外貨資産も含ませる

現在のような医療従事者にとって有利な状況が、未来永劫にわたって続くわけではありません。い

ずれ、通貨価値が下落して実物資産の価値が向上する可能性が高いです。私たち医師は通貨価値の下落に伴う国民皆保険制度崩壊に対する耐性が低いので、新しい社会体制の下では立場が弱くなる可能性が高いです。佳き時代が過ぎ去ってから悔やむのではなく、事前に周到に準備しておきたいものです。

POINT

- **日本が財政破綻する可能性はあり、そのシナリオは誰にも描けない**
- **医師ならではの対策を今のうちから講じておこう**

3 「経済的に自由な医師」になるためのブックレビュー

私は、書籍から大量の知識を吸収します。こうして得た知識をベースにして、どんどんトライアンドエラーを繰り返します。このサイクルを回すことで投資家としての経験値を上げるスタイルを採用しています。基本になるのは大量の読書です。ここでは資産形成のステージごとにお勧めの書籍を紹介します。

意識改革期

「第3のキャリアパス」を選択する時期です．自己啓発系の書籍を購読することで、資産形成に対する考え方を劇的に変化させることができます。しかし内容が抽象的なので、これらの書籍だけでは具体的な行動に移せないことが欠点です。

【お勧めの書籍】

①本多静六／著『**私の財産告白**』（実業之日本社文庫、2013）
貧農の生まれから苦学して東大教授になった本多静六、晩年の回想録です。本多翁は前述の「四分の一天引き貯金」を元手に巨万の富を築いた人物です。「人生の最大幸福は職業の道楽化にある」など、経済的に自由な状況の考えに通じる名言も心に響きます。

②トマス・J・スタンリー、ウィリアム・D・ダンコ／著『**となりの億万長者―成功を生む7つの法則**』（早川書房、1997）
億万長者（ミリオネア）は特別な人たちではない。常識とわずかな努力で、誰でもお金持ちになれる。アメリカ富裕層研究の第一人者であるスタンリー博士とダンコ博士が、1万人以上の億万長者への膨大なインタビューから億万長者の実像を描いた世界的ベストセラーです。

③ロバート・キヨサキ／著『**金持ち父さん貧乏父さん**』（筑摩書房、2000）
実業家兼投資家のロバート・キヨサキ氏が、全く違うタイプである2人の父親の影響を受けて構築したユニークな資産形成論を展開しています。学校教育では教えてくれないファイナンシャル・リテラシーの必要性を説明しています。日本では実践できない内容が含まれるものの、お金に対する哲学は必見です。

JCOPY 498-04842

④ロバート・シェミン／著『**優等生プアと劣等生リッチ―頭のいいぼくが貧乏で、なんであのバカが金持ちなの？**』（徳間書店、２００８）

アメリカで人気の投資家でありファイナンシャル・アドバイザーであるロバート・シェミン氏が、ミリオネアの７つの秘訣を伝授しています。「優等生」「劣等生」と言っていますが、決して学校の勉強をおろそかにしろと言っているのではありません。他人に言われたことを鵜呑みにするのではなく、本質をつかんだ時点で自分の思うことを行動することがミリオネアへの道であることが分かります。

行動開始期

実際の資産形成に足を踏み入れる時期には、多数のノウハウ本を読破するとよいでしょう。具体的には、不動産投資系の書籍や株式投資系の書籍が該当します。これらの書籍は、各論の中の総論だと思います。

【お勧めの書籍】

⑤ドルフ・デ・ルース／著『**世界の不動産投資王が明かす お金持ちになれる「超」不動産投資のすすめ**』（東洋経済新報社、２００６）

世界各国での投資の事例をもとに、不動産投資の考え方やテクニックを紹介しています。銀行からの資金調達法、物件購入のノウハウ、不動産業者との交渉術、管理方法、などを平易に解説しているため、不動産投資とはどういうものかを知りたい方にお勧めの書籍です。

⑥猪俣　淳／著『**不動産投資の正体**』（住宅新報社、２０１３）

不動産投資は、基本的な考え方を押さえておけば比較的勝ちやすい分野ですが、落とし穴もたくさんあります。勝率を一気に上げるためには、まず不動産投資の仕組みを理解することが重要です。本書を精読することで、不動産投資の考え方を論理的に学ぶことができます。

⑦ベンジャミン・グレアム／著『**賢明なる投資家―割安株の見つけ方とバリュー投資を成功させる方法**』（パンローリング、２０００）

米国において投資家の父と呼ばれ、バリュー投資理論の考案者であるベンジャミン・グレアム氏の『The Intelligent Investor』の翻訳本です。本書は、個人投資家や機関投資家の運用担当者の間で、投資理論書のバイブルとなっている本です。

⑧小林正和／著『**株は「逆張り」がおもしろい―実戦で勝つ技術・負けない知恵**』（日本短波放送、

２００１）
逆張り投資家の小林正和氏が、ある程度経験を積んだ個人投資家のために書き下ろした実戦株式投資法です。高値づかみや安値たたきを嘆く個人投資家が多いですが、株式投資で勝つためのエッセンスを学ぶことができます。

応用・発展期

ひととおりのことはマスターして投資家として独り立ちすると、いよいよ自分で考えて物事を組み立てる段階に差し掛かります。この時期に知識を得る手段は、主に税理士や司法書士などの専門家向けの情報教材となります。「すべての道は税に通ず」です。私は税理士向けのホームページなどで販売されている情報教材を必要に応じて購入しています。これらの教材の対象は士業の方なのですが、内容的には平易なものが多いので素人でも十分に理解できます。短時間で税制や法人関係の専門知識や最新の知見を習得できるので重宝しています。また、ある程度資産形成が進むと、社会との関わり方について考える機会が増えます。行動規範となるヒントを書籍から得ることも重要です。

【お勧めの書籍】

⑨フランス・ヨハンソン／著『成功は〝ランダム〟にやってくる！ チャンスの瞬間「クリック・

モーメント」のつかみ方』（ＣＣＣメディアハウス、２０１３）
予測不可能な世界では、過去の分析や未来予測にはあまり意味がありません。逆に、コントロール不可能と考えられている偶然や運を取り込むことが成功への道です。著者のフランス・ヨハンソン氏は、成功者や企業の事例を豊富に挙げながら、ランダム性・偶然・運の取り入れ方から成功するための方法を紹介しています。

⑩ジリアン・テット／著『サイロ・エフェクト―高度専門化社会の罠』（文藝春秋、２０１６）
複雑化する社会に対応するために、組織が細分化、孤立化することを「サイロ」と呼びます。文化人類学者という特異な経歴を持つ、フィナンシャル・タイムズ紙女性編集長のジリアン・テット氏が、金融危機の発生やニューヨーク市役所が効率的に市民サービスを提供できない事例を示して、原因は「サイロ」であることを説明しています。

⑪橘　玲／著『大震災の後で人生について語るということ』（講談社、２０１１）
高度経済成長期まで有効だった日本社会の４つの成功モデル（マイホーム、会社に定年まで勤めること、円預金、定年後は年金生活）は既に崩れ去っており、これに対する対処法を説明しています。不動産に対して否定的過ぎる感がありますが、考え方は一読の価値があります。

ここまで投資家としての段階に応じたお勧めの書籍を紹介しました。しかし、単なる投資家で終わるのは残念です。投資家として結果を出した後は、起業家に挑戦することをお勧めします。一般的には、「成功した起業家→投資家」のパターンが多いです。しかし、医師に関しては時間の制約があります。このため、「投資家→起業家」の方が現実的で成功率が高いと思います。例えて言うと、給与所得者は足し算、投資家は掛け算、起業家は乗数といった感覚です。それぞれの立場で、スピード感や難易度が全く異なります。投資家までは個人プレーでも問題ないです。しかし、個人プレーは起業家では通用しません。ちなみに、巡航状態になっても自分の時間を投入しなければいけない業種は、拡張性がないのでお勧めできません。自分が幽霊のように消えてなくなれる仕組みを構築することを目指しましょう。

【起業家を目指す時期にお勧めの本】

⑫大竹啓裕／著『ストックビジネスの教科書』(ポプラ社、2015)

ストックビジネスとは、毎月安定した収益を得るビジネスモデルです。著者の大竹啓裕氏は、セコムでストックビジネスの基礎を学び、独立後は自らストックビジネスを実践することで成功をおさめました。起業家の多くは、日銭を稼ぐために休みなく自分を酷使して働かざるを得なくなっています。多忙な医師が起業するなら、定期収入が得られるストックビジネスを推奨します。

エピローグ　ある夜の食卓にて

ある夜、大きな仕事をやり遂げて気分よく晩酌をしたことがありました。8年間所有していた収益1棟マンションを希望していた金額で売却して、一部上場企業のサラリーマンの退職金を大きく上回る金額の利益を手にすることに成功したのです。この物件を所有している間に、滞納裁判・ボヤ騒ぎ・漏水事故・入居者の逮捕・孤独死など不動産賃貸経営で発生しうる多くのトラブルを経験しました。文字通り独力で数々のトラブルに対処して、物件のブラッシュアップをしてきただけに、よい状況で次の所有者に引き渡すことができたことが感無量でした。私の晩酌相手をしていた妻は、気分よくしていた私に向かってこう言いました。

「うまくいったって喜んでいるけれど、どうせ私たちの生活は何も変わらないんじゃないの？いいところで食事するわけでもないし、16年間も同じクルマに乗り続けているじゃない。家計は11万円しかくれないから、月末はいつもぎりぎり。いいエリアに家を買ったと喜んでいるけれど、古家だから隙間風が吹くし、冬になると病院でぬくぬくしているあなた以外は全員しもやけができる始末。どう考えても儲かっているようには見えないわ。」

JCOPY 498-04842

この言葉を聞いて、私は「うまくいっている…」と感じました。私が目指している状態をほぼ具現化していたからです。私は贅沢をしたくて資産形成を志したわけではありません。ただ、自由が欲しかっただけです。もちろん、贅沢してはいけないと言っているわけではありません。資産から十分なキャッシュフローを得るようになれば、その範囲内での贅沢は許されると思います。しかし、経済的に自由な状況に達する前の段階では、より早く自由を手に入れるために生活をストイックにせざるを得ないのが現実です。

医師は給与水準が一般の方よりも少しだけ高いので、自分たちはお金を持っていると勘違いしてしまう傾向にあります。しかし、そのようなメンタリティを持ち続けると、自分が取り返しのつかない状況に追い込まれていることに早晩気付くことになります。そして、それは子供の教育費がかかるようになる時期が多いです。いったん子供に教育費が必要となる時期に差し掛かると、波状的に資金需要が発生します。この時になってはじめて、後悔の念を抱く医師が多いのが現実です。

しかし、若い医師には、そのような状況が将来発生することを想像することはできません。人生のすべてをストイックに生きていく必要はありませんが、最初の段階で贅沢をすることはあまり得策ではありません。私が強くお勧めするのは、まず資産をつくって経済的に自由な状況に達することです。一度、経済的に自由な状況に達すると、資産からの収入が下支えしてくれるため、多少の贅沢は許される状況になります。まず贅沢するか、後に贅沢をするかで、人生の自由度が180度変わってしまいます。アリとキリギリスではないですが、最初の段階で贅沢に慣れることは避けるべきだと思います。

おわりに

忙しい中、最後までお付き合いいただいて誠にありがとうございました。

医師の世界において資産形成は、やや後ろめたい話題です。医学出版社から出版される書籍の大部分は各科各分野の教科書であり、これ以外では論文指南本や留学指南本などがときどきある程度です。著者の方も、大学教授やその分野の権威の先生方がほとんどです。そんな中で市中病院に勤務している無名の臨床医が、医師の資産形成やキャリアパスについて書くという、前例のない書籍が果たして受け入れられるのかと危惧を抱いていました。私はアカデミックなことや実臨床においては全く取り柄のないごく普通の臨床医です。しかし、早い段階から、市中病院で大好きな医師としての仕事をしつつも、経済的に自由な状況に到達するという、おいしいとこ取りできる道を模索しました。医師のキャリアパスにおいては、アカデミックに大学で先進医療に携わることや、経済的な成功を目指して地域で開業することが一般的です。しかし、アカデミアを追求したり勤務医として臨床に携わると経済的には苦境に陥りやすく、開業では提供できる医療水準に限界があることが残念な点です。せっかく苦労して医師になったのだから、自分の学んできた専門性を世の中に還元したい！　でも、そのままでは経済的に苦しいので開業も考えざるを得ない。そんな悩みを一度は感じたことがある先生が多いと思います。高名な先生方には分からない臨床医の苦労や悩みが分かる私だからこそ、苦労している人の目線でお伝えできることがあるのではないか？　そのような思いで、この本を書き始めました。勤務医として臨床に携わりながらも、経済的に自由な状況に到達することは十分に可能であることをお伝えすることが、本書を上梓した最大の目的です。

巷には資産形成の情報が氾濫しています。書店に行けば資産形成コーナーにはたくさんの書籍が並んでおり、インターネットでも海千山千な情報が溢れています。しかし、それらの書籍や情報の中で、医師を対象にしたものはほとんどありません。ときどき見かける医師対象の書籍や情報は、収益不動産やファイナンシャルプランナーの売り込みであることが多いです。そして、何よりの問題点は部外者からの情報であるため、医師の目線とどうしてもずれがあることです。医師として働きながら、苦労して経済的に自由な状況に到達した実体験がないのです。そもそも、私のように勤務医として働きながら経済的に自由な状況に到達できた人はごく少数派だと思います。しかし、実際に私がしたことは当たり前のことを実直に行っただけであり、特殊な能力やツテがあったわけではありません。考え方を変えるだけで、多くの先生方が経済的自由に到達することは十分に可能だと思います。

本書を上梓するきっかけとなったのは、2016年5月14日に品川で開催された医師のキャリア革命セミナーで講演させていただいたことです。私のような存在はごく少数であるため、勤務医を続けながら経済的に自由な状況に到達するというキャリアパスに気付かない先生方が多いと思います。そんな中で一風変わったキャリアパスを講演させていただいたことが、きっかけとなってお声がけいただきました。貴重な機会を提供していただきました岡山大学整形外科学教室の杉本佳久先生、この企画をいただきました中外医学社の五月女謙一様、そして私を仕事に専念させて温かく見守ってくれた家族に感謝の意を表して筆をおきたいと思います。

[著者紹介]

自由気ままな整形外科医

資格

・医学博士
・日本整形外科学会専門医
・日本リウマチ学会専門医
・日本リハビリテーション医学会認定臨床医
・宅地建物取引主任士

略歴

1990 年　某公立医科大学、京都大学工学部に合格
　　　　　実学を志向して医学部に進学
1996 年　大学卒業、研修医として勤務を開始
1997 年　父の会社が倒産して生まれ育った生家を失う
　　　　　全くゼロからの再出発を余儀なくされた
2000 年　金融資産投資を開始
2004 年　収益マイホームを購入して不動産投資を開始
2009 年　金融資産の時価総額が 1 億円の大台を突破
2011 年　空室対策支援事業を開始
2012 年　「整形外科医のブログ」開設
2013 年　銀行融資の残債<金融資産を達成して、実質的に無借金経営となる
2014 年　山林を購入して産業用太陽光発電施設を建設
2016 年　営業許可を取得して旅館業を開業

2012 年に開設した「整形外科医のブログ」において、平日は日々の臨床を、週末は資産形成の話題を毎日更新中。整形外科医として市中病院の人工関節センターに勤務しながら金融資産投資と不動産投資を実践し、それ以外にも複数のスモールビジネスを展開している。金融資産投資ではストック型銘柄への超長期逆張り投資を、不動産投資では都市中心部に特化したドミナント戦略を掲げて、2016 年現在で 10 物件を所有・運営している。

医師《いし》の経済的自由《けいざいてきじゆう》
豊《ゆた》かな人生《じんせい》と理想《りそう》の医療《いりょう》を両立《りょうりつ》できる
第《だい》3のキャリアパス ©

発　行　2017年 1 月25日　1版1刷
　　　　2017年 3 月10日　1版2刷
　　　　2018年 3 月 1 日　1版3刷
　　　　2021年10月25日　1版4刷

著　者　自由気《じゆうき》ままな整形外科医《せいけいげかい》

発行者　株式会社　中外医学社
　　　　代表取締役　青木　滋

〒162-0805　東京都新宿区矢来町62
電　話　(03)3268-2701(代)
振替口座　00190-1-98814番

印刷・製本/三和印刷(株)　＜KS・HU＞
ISBN978-4-498-04842-3　Printed in Japan